CURACION DE LA ENDOMETRIOSIS DE FORMA NATURAL

Curación la Endometriosis de Forma Natural – SIN Analgésicos, Fármacos o Cirugía

Por
Wendy K Laidlaw

Copyright © 2017 **Wendy K Laidlaw**

Todos los derechos reservados.

ISBN-10: 1540592006
ISBN-13: 978-1540592002

Para cualquier tipo de permisos y peticiones, favor de contactar a la autora:

Wendy@HealEndometriosisNaturally.com

Https://HealEndometriosisNaturally.Com

DEDICATORIA

Dedico este libro a mis dos hermosos y maravillosos hijos, Maxine y Sebastian.

Muchos médicos me dijeron en repetidas ocasiones que nunca tendría hijos; así que ustedes son un testimonio para otros – para que sepan lo importante que es el *nunca* perder la esperanza.

Ustedes dos son mi luz, mi brillante alegría, y mi inspiración en este mundo. Estoy increíblemente orgullosa de ustedes por las inventivas, apasionadas, encantadoras y jóvenes personas en las que se han convertido.

Los amo a ambos más de lo que jamás pudiese llegar a poner en palabras, y cada día doy las gracias a Dios por tener la suerte de tenerlos a ambos como mis hijos y mi vida.

Todo mi amor y por siempre,
Mamá

AVISO MÉDICO

ESTE LIBRO ESTÁ BASADO SÓLO EN MIS EXPERIENCIAS PERSONALES, Y NO DEBE SER REEMPLAZADO POR LA OPINIÓN DE UN PROFESIONAL MÉDICO.

No soy una científica ni soy una experta en medicina contra la endometriosis. Soy una asesora y mentora en salud, que previamente sufrió de endometriosis y ha leído y estudiado mucho sobre tema. Durante mi recuperación me decidí orientarme hacia la terapia nutricional, la psicoterapia y la psicología, lo cual continúo haciendo, sin embargo quiero aclara que de ningún modo he estudiado el tema de la endometriosis completa y exhaustivamente.

Lo que dejo en este libro son 33 años de experiencia en mi propio viaje hacia la curación, mis experiencias y los procesos que me llevaron a mi completa recuperación, desde el dolor pélvico y los síntomas de endometriosis y a la adenomiosis. Aquí describo un enfoque pragmático y multi dimensional de los principios de salud y la recuperación, utilizando métodos naturales, los cuales me funcionaron bien y cambiaron mi vida.

Soy incapaz de hacer reclamaciones con efectos legales y no puedo prometer que los principios que contiene este libro puedan funcionar para todo el mundo; sólo puedo decir lo que ha funcionado para mí. Aunque estos principios quizás no sirvan para todos, tengo el profundo deseo y oro para que funcionen para ti, igual que lo hicieron para mí, para que tú también puedas liberarte de esta crónica y debilitante enfermedad.

Esta información no debe ser tratada como un sustituto a los consejos de médicos. Lo que contiene este libro es sólo mi propia experiencia.

■ Este libro no intenta reemplazar el consejo de profesionales médicos o doctores. Sin embargo, lo que te sugiero es que busques a un médico que te apoye en tu deseo de considerar un enfoque natural hacia la recuperación. El lector debe consultar regularmente a un profesional médico o doctor en asuntos relacionados con su salud para cada caso en concreto, con respecto a cualquier síntoma que pueda requerir diagnóstico y/o atención médica.

■ Si crees que puedes estar sufriendo de cualquier afección médica, que empeoran los síntomas o que aparece cualquier nuevo síntoma que no se soluciona, deberes buscar atención médica inmediata, insisto en que los síntomas investigados bajo exámenes de laboratorio están más haya del alcance de este libro.

Por favor, siéntete libre de decirle a tu doctor o médico que me contacte para hablar sobre cualquier aspecto de los consejos y sugerencias de este libro. Si tienes alguna pregunta específica sobre cualquier cuestión médica deberías consultar a tu doctor o a otros profesionales médicos.

Usa este libro responsablemente. *Nunca* deberías retrasar la búsqueda de consejo médico, ignorar el asesoramiento, o parar un tratamiento por la información presentada en este libro.

La traducción al Español de 'curar', puede variar de continente a continente. Por favor, toma nota de que 'curar' en España se refiere a recuperarse de una enfermedad, mientras que en America del Sur 'curar' puede ser llamado 'sanar'. Es importante reiterar que este libro no profesa el 'curar' la endometriosis, sino que te ayuda a identificar las causas fundamentales para sanar la inflamación producida por el dolor.

Se aconseja que los lectores asuman toda la responsabilidad por su propia seguridad y aprendan a conocer sus límites. La autora no toma ninguna responsabilidad sobre cualquiera que dé un uso indebido al consejo presentado en este libro.

ÍNDICE

RECONOCIMIENTOS

Hay muchas personas a las que quiero agradecer el haber compartido sus ideas conmigo. Ideas que al final se convirtieron en las estrategias y principios detrás del contenido de este libro.

Mientras que hay cientos de personas de las cuales he aprendido, hay muchas más que me han dado ideas específicas para este libro. He tratado de dar crédito a las fuentes originales en la medida de lo posible, pero algunas de estas personas quizás no fueron mencionadas. Así que quiero mencionar a unos cuantos hombres y mujeres brillantes que me han inspirado, sin ningún orden en particular.

Hay tres maravillosas y 'sabias mujeres' a las que quiero dar las gracias, pues son todas unas pioneras en su propio campo. Estas mujeres han desafiado la 'máquina de la medicina' tradicional y han tomado el camino menos transitado en sus apasionados intentos por ayudar a sus pacientes y clientes; Dian Shepperson Mills en el área de terapia nutricional y su libro 'Endometriosis: Una Guía para Curar a Través de la Alimentación', Nora Covey en el área de la preservación del útero a través de sus caritativos Recursos y Servicios en Educación de la Histerectomía (HERS) y su libro 'La Palabra 'H'', y a la Doctora Sarah Myhill en en el área de la recuperación del síndrome de fatiga crónica. Gracias a todas ustedes por su inquebrantable fe en mí, por su encantadora fuerza de carácter, y por sostener la antorcha en tiempos oscuros, por guiar el camino hacia mi recuperación.

También quiero agradecer a Suzy Grieve, que me introdujo por primera vez al concepto de mentor personal y otras formas de vivir mi vida a través de su programa El Gran Salto. Jess Thompson de La Clínica de Salud Óptima de

Londres, Lion Goodman a través de su maravilloso programa El Armario de las Creencias, al Dr. Tony Coope por su amabilidad y paciencia, y a Julia Cameron por su libro 'El Camino del Artista'. Todos ellos han sido decisivos en mi recuperación y les doy las gracias por su paciencia y bondad cuando me sentía perdida.

Por último pero no por ello menos importante, quiero dar las gracias a Pam Williamson por su profesionalismo, fiabilidad, consistencia y paciencia, pues me guió a través de tiempos realmente agitados. Su apoyo y fe en mi me han dado la habilidad de escribir este libro y hacer de esto un proceso disponible para otras mujeres.

Introducción

* * *

La definición de locura es hacer la misma cosa una y otra vez y esperar diferentes resultados — Albert Einstein

El dolor de la endometriosis es una experiencia única y crónica. El dolor puede arrastrarte y empujarte. En más de una ocasión lo sentirás como un alambre de espinas frotando hacia arriba y hacia abajo en tu interior. El dolor ocurre cada pocas semanas o días, y algunas veces, el dolor ni siquiera disminuye mientras experimentas la endometriosis.

Vas al médico, pero muchos médicos no entenderán la enfermedad de inmediato, si es que alguna vez lo hacen. Algunos te harán sentir que eres tú quien la crea. Otros quizás puedan insinuar que estás, de alguna forma, imaginándola y que eres 'neurótica'. Algunos te darán píldoras anticonceptivas y analgésicos, pero, el dolor todavía persistirá.

Quizás te sientes depresiva, perdida y sola. Simplemente quieres seguir con tu vida y vivirla, pero estás cansada. Tu cuerpo está debilitado por el constante dolor y la enfermedad quizás pueda abatirte.

Quizás hayas podido pensar que alguna vez tendrás un diagnóstico apropiado y todo empezará a mejorar para ti. Quizás hasta te hayan operado para recibir un diagnóstico y tuviste la esperanza de que la cirugía iba a ser la cura. Quizás has empeorado después de la operación y hayas buscado otra, y después otra. No obstante, las cirugías pueden causar adherencias, que son como la piel blanca encima de la pechuga de pollo, que se pega a sí misma a otros órganos y tira de ellos, arrastrándolos o atándolos como un nudo; lo que es una complicación más y un efecto secundario que se va añadiendo a todos los otros.

Millones de mujeres, quienes padecen endometriosis, saben lo sumamente debilitante que esta enfermedad puede llegar a ser. La naturaleza inesperada de esta enfermedad invisible hace difícil planear por adelantado tu vida. El dolor puede hacer que te dobles en un instante o mandarte a la cama durante dos o tres días. Tratas de explicar el variado conjunto de dolores que tienes a amigos, familia o compañeros de trabajo, pero no lo entienden, a menos que tengan endometriosis. ¿Cómo pueden entenderte? Por fuera, te ves 'bien', incluso si interiormente estás en completa agonía. Tener endometriosis realmente puede hacer que te sientas sola. Simplemente afrontas el dolor y abrazas la botella de agua caliente más fuerte, convirtiéndose ésta en tu mejor amiga.

Hace 10 años, las estadísticas revelaron que una de cada veinte mujeres sufre endometriosis. En 2015, las gráficas mostraron que, terroríficamente, una de cada seis mujeres sufre de esta enfermedad – vamos a verlo desde esta perspectiva – estas son aproximadamente 200 millones de mujeres en todo el mundo. Pero, hay muchas mujeres que sufren innecesariamente. La invención de medios sociales en internet, como son los foros de salud, Twitter y Facebook han permitido a muchas mujeres unirse para compartir su dolor y desesperación. Ya no estamos tan solas como creíamos estar.

Lo que de realidad es preocupante, como alguien que ha sufrido ampliamente durante 33 años, es la falta de información sobre las diversas alternativas que se encuentran disponibles para las mujeres. La medicina confía fuertemente en las rutas farmacéuticas y quirúrgicas como tratamiento para mujeres con esta enfermedad, pero no abordan las causas subyacentes. Los médicos prescriben a las mujeres un montón de medicamentos, o las abren en una cirugía y las dañan de por vida. Muy pocos practicantes de medicina explican completamente los horrores reales y los efectos secundarios a largo plazo, que los procedimientos 'tradicionales' producen a las mujeres.

El surgimiento de organizaciones benéficas como Servicios y Recursos para la Educación de la Histerectomía (HERS) y La Confianza en Ella, me han salvado de muchos dolores de cabeza, la información que me dieron (y continuar dando) me permitieron conservar mi útero. Tristemente, esas organizaciones son una minoría y debería hacerse mucho más tanto pública como masivamente para educar a todas las mujeres, especialmente las jóvenes, en los inicios de la menstruación, para que sepan que el dolor menstrual no es 'normal'. Las chicas jóvenes necesitan aprender como permitirse a sí mismas curarse antes de que la endometriosis se convierta en un problema. Más vale prevenir que curar.

Este libro explorará alguna de las causas de la endometriosis. Creo que el efecto agravante de las dioxinas, toxinas, plásticos, parabenes,comida genéticamente modificada,pesticidas, químicos, una dieta pobre y una nutrición escasa, todas ellas solas o combinadas pueden causar graves desequilibrios hormonales. Nuestra impaciente sociedad, con la presión de 'mejor, más rápido, más y ahora', pone todo esto junto para activar e incrementar el estrés e intensificar el dolor que es en definitiva, la endometriosis. Así mismo explicaré el componente genético, que es generalmente tomado por la medicina como la mayor causa de endometriosis.

Disiparemos las creencias de que 'no hay otra alternativa', 'tengo que tomar fármacos', 'tengo que recibir un diagnóstico quirúrgico' y 'tengo que pasar por otra cirugía', que retienen a muchas mujeres sumidas en la 'Máquina de la Medicina', sin que puedan tomar el poder que yace en sus propias manos. Te ayudaré a entender el proceso curativo explicando cómo trabaja el cuerpo humano y cómo incluso pequeños cambios pueden marcar una gran diferencia. Enfrentaremos la duda en ti misma, tus inquietudes y las preocupaciones sobre el tiempo, el dinero, y el sentirse sola.

Este es un planteamiento paso a paso que te permitirá entender y hacer todo lo que se enuncia a continuación:

* Empezar tu propio camino a la recuperación, aprendiendo cómo curar la endometriosis de forma natural.

* Romper las barreras que te están impidiendo hacerte dueña de tu propio poder.

* Aprender que *nunca* es demasiado tarde para dejar atrás la máquina de la medicina.

* Entonces usar tus nuevos conocimientos para ayudar a otras mujeres con endometriosis a salir del dolor.

Todos estamos al tanto de cómo el ADN y la genética se convierten en uno de los factores principales que tiene una persona para desarrollar una enfermedad o una condición, sin embargo, los factores externos y del entorno son los que desencadenan su desarrollo. A menudo nos preguntamos por qué sólo un miembro de una familia de cuatro hermanas una desarrolla alguna condición y no las demás. ¿Cuáles son los factores predisponentes que afectan a algunas mujeres y las hace estar más en riesgo de desarrollar esta condición? Estas preguntas son algunas de las que abordaré en este libro.

La Endometriosis es una condición estrógena dominante que se cree es causada y desencadenada por una combinación de diferentes aspectos que serán explicados más adelante. Este libro trata de dirigirse a dichos aspectos a través de un enfoque de varias etapas y basada en principios aplicables. Como al pelar las capas de una cebolla, estarás descubriendo y tratando de identificar cuáles son los "desencadenantes". Una vez identificados, entonces, este libro te mostrará como eliminarlos y cambiarlos por alternativas naturales. Donde muchas terapias alternativas fallan, es en el decir que un síntoma es una sola causa que afecta a todo el mundo. Sin embargo, La Curación la Endometriosis de forma Natural, tiene un enfoque integral que toma una visión holística de toda la persona.

El principio tras este libro es que en forma gentil, pero lenta y consistentemente, te guíe fuera de la máquina de la medicina y del laberinto de fármacos, drogas y cirugía. Después, intentaré introducirte a la maravilla de tu propio cuerpo: un cuerpo que SIEMPRE está deseando sanarse a sí mismo – para que finalmente, tengas un cuerpo libre de dolor.

El libro también mostrará mi viaje de sufrimiento y recuperación. Cómo encontré, después de tres décadas de endometriosis que me prevenían de planear – o vivir – una vida normal, un método natural hacia la salida, que curó mi endometriosis, el cual padecía como un dolor similar a una apendicitis pélvica; las grandes pérdidas, los coágulos, los calambres, las hinchazones y el sufrimiento que experimenté. Explicaré como conseguí esto sin la implicación de ninguna práctica médica o farmacológica.

Alcancé mi meta de ser libre de los síntomas, con mi útero intacto a través de entender la premisa de que el cuerpo siempre quiere curarse a sí mismo, y ese debe ser nuestro punto de partida. Después aprendí cómo pelar, como a una cebolla, lentamente las capas de mi cuerpo, mi cerebro y mi vida para descubrir, el qué, el por qué, el cómo – y quién, me estaba causando el dolor y evitando que me curase.

No fue un viaje fácil, pero cambió mi vida. Hoy estoy mucho mejor de lo que jamás había estado.

Espero que te unas a mí.

Ahora, empecemos...

Estás en un viaje, en el camino correcto, con un mapa en la mano hacia tu propia curación, de forma natural.

Capítulo 1 –

Una Mujer con Endometriosis - ¿Por qué Yo?

* * *

Somos lo que hacemos día a día. La excelencia, pues, no es un acto, sino un hábito – Aristóteles

Difícilmente podía pronunciar su nombre cuando me di cuenta que lo que me afectaba se llamaba: endometriosis (que se pronuncia En-do-me-trio-sis), pero sin duda sí que conocía sus síntomas. Tuve mi primer ciclo mensual a los 11 años de edad, y fue espantoso. A diferencia de todas mis amigas del colegio, cada mes me encontraba en un interminable dolor desde el principio del periodo hasta el final del mismo. En aquel entonces, me sentía como si fuese la única que padecía un sufrimiento tan terrible. Ninguna de mis amigas parecía tan preocupada como yo acerca de los crónicos calambres abdominales que tenía. Sus periodos menstruales aparecían y desaparecían sin inmutarse. A partir de ese momento, me esforcé arduamente para ignorar el dolor; incluso utilicé el pensamiento positivo de 'la mente sobre la materia' para intentar hacer que el dolor se fuese, y cada mes pretendía que todo estaba bien.

Durante los siguientes 30 años, empecé a temer la llegada de cada ciclo menstrual. La iniciación a la vida adulta fue avergonzante, con el paralizante dolor del periodo, que con el paso de los meses y los años, no disminuía. Un roce parecido al de alambre de espinos, palpitaciones agudas como el dolor de una apendicitis, latidos, embates intermitentes disparados repentinamente. Un dolor afilado, cortante, desgarrador, persistente, arrasador, abrasador, hormigueante, repugnante, sofocante, duro, agonizante, tortuoso y penetrante son sólo algunas de las palabras que pueden ser usadas para describir este dolor. Era como una prueba de resistencia interminable. Una prueba de resistencia que sentía estar perdiendo tras cada mes. Le empecé a temer a cualquiera que me preguntase cómo estaba. Disimulaba y decía "estoy bien", porque tenía miedo contarles la verdad, que sonaría como estar sintiendo pena de mí misma.

Las sensaciones de arrastre en mi pelvis viajaban hacia mis piernas, rodeando la parte inferior de mi espalda, y los dolores de cabeza se convertían en migrañas. Siempre estaba cansada, exhausta y sin energía. Seguía adelante inflándome con azúcar, a la que me aferraba todo el día. Esa era la única manera con la que podía funcionar adecuadamente, y la necesitaba apasionadamente, ya que tenía que dirigir un negocio de tiempo completo, una familia, y una casa hasta el día que cumplí 40 años.

Siempre experimentaba un fuerte flujo y una inundación de coágulos, de sangre gruesa y oscura en cada periodo. Ah, y la inundación me asustaba todavía más cuando era joven – siempre pensé que me estaba muriendo. Solía pensar en cómo podía perder tantísima sangre en un día y seguir viviendo. Salía de mí, literalmente, dejándome drenada, débil y totalmente exhausta. No fue sorpresa que el fuerte flujo me causase una aversión hacia llevar puestos pantalones claros o de color blanco. Las compresas/toallas íntimas en los años 70 e incluso algunas de las modernas hoy en día no podían contener mi flujo. Acostumbraba quedarme mi casa o tan cerca de un baño como fuese posible, a todas horas, durante los primeros 3 o 4 días de mi periodo menstrual.

Fui diagnosticada oficialmente con una endometriosis severa en fase 4 cuando tenía 15 años. El dolor se volvió tan insoportable, que mi madre tuvo que pedir cita con un ginecólogo. Esa cita con el ginecólogo todavía sigue en mi memoria hasta día de hoy, como si de ayer se tratase. El desagradable procedimiento de tener a un extraño realizando un examen 'intero" sintiendo a un extraño tocar toscamente el interior de mi cuerpo, mientras yo yacía ahí tendida, congelada y temblando, vestida con el uniforme del colegio, mientras el asesor y mi madre me miraban; fue muy humillante. Aunque ese día recibí un diagnóstico oficial de endometriosis, no me dieron ninguna explicación sobre el por qué, qué o cómo estaba residiendo en mi cuerpo. El ginecólogo simplemente dijo que era hereditario, y que era desafortunada, y me dijo que un embarazo lo curaría o que tendría que recetarme píldoras anticonceptivas.

Bien, el ginecólogo tenía razón en una cosa: la condición que padecía era de hecho hereditaria. Mi madre también tuvo un caso extremadamente grave de endometriosis cuando era joven. Me contaba historias sobre cómo los médicos se reunían alrededor de ella, en su cama del hospital tras otra operación y de cómo les entusiasmaba observar su recuperación, ya que debido al grado de su enfermedad, ésta se había extendido hasta su abdomen. Los médicos por aquel entonces se mantenían firmes en la creencia de que la enfermedad era genética. Sin embargo, mi abuela nunca sufrió de ella, ni ninguna de sus tres hermanas, y tampoco ningún familiar distante. Los médicos también le dijeron a mi madre que su condición era tan grave que era probable que jamás tuviese hijos. Esa no sería la primera ocasión en que demostraría que los profesionales médicos estaban equivocados, ya que nos dio a luz a mi hermano y a mí.

Hay una corriente de pensamiento dentro de la profesión de la ginecología: el embarazo cura la endometriosis. Esta teoría ha demostrado ser errónea por mi madre, que constantemente entraba y salía del hospital con quistes color chocolate del tamaño de naranjas, e incontables otros. A los 40 años, el ginecólogo le 'vendió' la idea de que una histerectomía curaría sus dolencias de una vez por todas. "No más sangrado ni más dolor", le dijo. Tenían razón en cuanto al sangrado, pero no en cuanto al dolor. La operación de histerectomía se llevó algunos de los viejos síntomas pero crearon nuevos y peores. A pesar de que le habían quitado el útero, mi madre todavía experimentaba mucho dolor pélvico, debido a la inflamación de algunos órganos internos. Nadie le explicó esto.

Los tejidos de la endometriosis tienen una habilidad anormal para migrar y crecer en otra parte; de ahí la razón por la que llaman a la endometriosis el 'Útero Errante', la medicina todavía no ha descubierto la verdadera razón del por qué. Después de esa operación, la visión de mi madre acerca de médicos y asesores cambió, y a menudo decía "los médicos entierran sus errores" y "no confíes en los médicos". Sus palabras se repitieron en mi cabeza durante los años venideros y me enseñaron a cuestionarme todo lo que me decían los médicos, y a investigar por mí misma.

Aunque médicos y asesores me dijeron en muchas ocasiones que nunca tendría hijos, en definitiva demostré que todos estaban equivocados, como mi madre hizo antes de mí. Primero tuve una hermosa niña llamada Maxine, y nueve años después, a pesar de dos trompas de Falopio dañadas y sólo parte de un ovario, di a luz a un apuesto y pequeño bebé llamado Sebastian.

Como puedes ver, es fácil considerar a los médicos como sabelotodo y conocedores de ti y de tu cuerpo. Creo que cada médico tiene las mejores intenciones y un deseo innato de ayudar a las personas enfermas, pero sólo tú conoces tu propio cuerpo, y lo conoces mejor que cualquier otra persona, nunca olvides eso.

Hay numerosas razones – como las toxinas, el estrés, el trabajo, los problemas de pareja y una pobre salud – que te hacen perder la facultad de escuchar a tu cuerpo, la cual discutiremos en capítulos posteriores.

Capítulo 2 –

El Dolor de la Endometriosis

* * *

El destino no es cosa del azar, sino una cuestión de elección. No es algo
que deba esperarse; sino algo que debe lograrse
William Jennings Bryan

L a Endometriosis es una enfermedad, la cual es

tan profunda, que puede afectar negativamente cada uno de los aspectos de la vida de una mujer; desde la habilidad de controlar las elecciones de reproducirse, el íntimo compromiso de una placentera vida sexual, hasta la habilidad de planear o llevar a cabo tareas normales.

La Endometriosis es una dolorosa enfermedad entre mujeres en las que el tejido que normalmente reviste el útero, conocido como endometrio, crece fuera de éste. A este crecimiento anómalo se le llama implante endometrial o lesión. Esta enfermedad puede llegar a ocupar los ovarios, los intestinos o el tejido que cubre la pelvis. Aunque es muy raro que el tejido endometrial se propague más allá de la región pélvica, se ha llegado a encontrar en varias partes del cuerpo, tanto animales como en hombres.

Durante un periodo menstrual normal, el tejido endometrial, que recubre el interior del útero, se espesa, se rompe y sangra, se derrama y sale del cuerpo. Algunas hormonas inflamatorias, que son conocidas como prostaglandinas, pueden causar calambres e incomodidad, y esto es conocido médicamente como dismenorrea. Altos niveles de estrógeno conducen a la producción en exceso de prostaglandina, que es un mensajero químico que hace que los músculos uterinos se contraigan. Cuanta más producción de prostaglandina, más dolor experimenta la mujer.

Sin embargo, durante un periodo menstrual para una mujer con endometriosis, el tejido endometrial que creció fuera del útero ahora se aloja en el abdomen, y todavía continúa actuando como normalmente debería – se espesa, se rompe, se derrama y sangra – pero el tejido desplazado no tiene ninguna forma de salir del cuerpo y queda atrapado.

La endometriosis en el abdomen termina en un sangrado interno e inflamación, que causa dolor y la formación de quistes. El tejido adyacente puede quedar irritado, y tarde o temprano puede desarrollar tejido anómalo y cicatrices en éste, llamado adhesión, que une otros órganos innecesariamente. La endometriosis normalmente causa un severo dolor pélvico durante el periodo menstrual y este el principal síntoma. Aunque muchas mujeres que conozco normalmente experiencias calambres, como es mi caso con la endometriosis, yo los he descrito como un continuo dolor de apendicitis; del tipo que te deja sin respiración, que hace que llores o que te dobles. También he observado que el dolor de la endometriosis tiende a incrementar y a propagarse con el tiempo.

¿Cómo son los implantes endometriales?
Los implantes endometriales varían extensivamente en tamaño, forma y color. Con el paso de los años, pueden disminuir en tamaño o desaparecer, o pueden crecer. Los primeros implantes son generalmente muy pequeños y parecían transparentes. Si continúan creciendo quizás puedan formar áreas dañadas (lesiones), pequeños nódulos o quistes

llamados 'endometriomas', que pueden oscilar en tamaño, desde más pequeños que una cabeza de alfiler, a más grandes que una manzana.

La Historia de la Endometriosis

En la antigua Grecia los médicos se referían al desplazamiento del tejido endometrial fuera del útero como 'un útero errante'. La creencia social era que el útero era el origen de todas la enfermedades relacionadas con las mujeres, que deben ser confinadas y controladas. La palabra 'histeria' deriva del Griego y quiere decir útero.

Aristóteles (385-322 DC) creía que la histeria estaba causada por un útero descontento y las excesivas emociones de las mujeres, que es por lo que él creía que eran inadecuadas para estar en la política. Las mujeres en la antigua Grecia no tenían una existencia independiente y estaban siempre bajo el control de su padre o de su marido. Debido a su pobre estatus social, la biología de las mujeres estaba considerada como 'mala' y por lo tanto, no debían tenerse en cuenta en sus enseñanzas. Esto puede explicar la aversión que la sociedad moderna tiene hacia discutir 'los problemas de mujer' incluso hoy en día.

Los antiguos griegos creían que el vientre 'se movía' en situaciones de escaso alimento, agotamiento y supresión menstrual. La mayoría de enfermedades físicas y emocionales femeninas durante ese Clásico Periodo era descrito como histeria. La teoría de la histeria y el mito del útero errante todavía se mantiene, después de 2.500 años, y continua influenciando las prácticas médicas y a los doctores de hoy. Por ejemplo, en la antigua Grecia se creía que el sexo y el embarazo eran la última cura, y que cuando una mujer no tenía relaciones sexuales su útero quedaba sujeto a desplazarse y quedarse seco.

Al Día de Hoy / En la Actualidad.

Muchos médicos de cabecera (MC) aquí en el Reino Unido son entrenados aproximadamente 10 días como parte de su educación ginecológica y formación médica. Las mujeres con endometriosis pueden haber aguantado con fuertes y prolongados dolores durante muchos años antes de finalmente ir a visitar a su doctor. El médico puede que no sea consciente de la naturaleza debilitadora de la endometriosis y quizás descarte a la mujer y al dolor como histérica o neurótica. Naturalmente, esto agrava el problema para la mujer. Algunas veces un médico puede realizar un examen físico y pélvico tras recopilar un informe de síntomas e historial médico. El examen pélvico evalúa el tamaño y la posición de los ovarios y busca masas tiernas o nódulos detras el cuello uterino.

Si el médico cree en el dolor que siente la mujer, quizás le ofrezca las píldoras anticonceptivas o un dispositivo intrauterino (DIU). Ninguno de estos métodos anticonceptivos son curas y a menudo pueden crear más síntomas de endometriosis, así como efectos secundarios. La mujer puede ser remitida a llevar a cabo exámenes de imagen. Un sonido ultrasónico no invasivo es una técnica de imagen que es realizada en casos en los que se sospecha de otras condiciones como los fibroides uterinos, los quistes ováricos, o los embarazos ectópicos. El ultrasonido pasará por alto pequeños quistes o implantes endometriales pero puede captar quistes de más de 1 centímetro (unas 1/3 pulgadas). Otras técnicas de imagen, como la tomografía computada (TC) los escaneos o la imagen de resonancia magnética (IRM), pueden ser usados ocasionalmente. El problema asociado a las técnicas de imagen relacionadas con la endometriosis, es la formación que se requiere para reconocerla como tal, y el coste del tratamiento si es utilizada como herramienta de detección.

Si la mujer persiste en el doctor, quizás la envíen a un ginecólogo. El ginecólogo puede prescribir fármacos hormonales más fuertes o sugerir una cirugía: ambos de los cuales pueden conllevar graves efectos secundarios, que pueden cambiar su vida y que rara vez son explicados a las mujeres.

Muchas mujeres con endometriosis terminan sintiéndose tan comprensiblemente desesperadas por querer salir del dolor crónico, que ceden sus cuerpos, su confianza y su control a extraños virtuales, con la esperanza de 'curarse'. El profesional médico nunca explica que el tratamiento sólo trata de ayudar a manejar los síntomas, y que nunca se dirige o ayuda a curar las causas subyacentes. Esto deja a la mujer en un ciclo interminable de fármacos, cirugía, complicaciones, efectos secundarios y más dolor. Está claro que ninguna mujer puede recuperarse del intenso dolor que produce la endometriosis.

Lo que es cruel, sin embargo, es que algunas personas en medicina no creen en la intensidad del dolor descrito, y la mujer con endometriosis tiene que 'luchar' por ser creída.

Capítulo 3 –

Causas y Síntomas de la Endometriosis

* * *

Conócete a ti Mismo - Sócrates

Los síntomas de la endometriosis son muchos y varían en frecuencia y gravedad basados en una serie de factores. Algunas mujeres con endometriosis tienen la creencia de que sólo pueden recibir un diagnóstico por parte de un ginecólogo. Desafortunadamente para recibir un diagnóstico de un ginecólogo, significaría que la mujer tiene que ser operada, lo que puede ser muy perjudicial para su ya 'adolorido cuerpo. Algunas mujeres pasan a través del trauma de una operación sólo para que el ginecólogo diga que no pudieron encontrar nada; dejando a la mujer angustiada y confundida. Sin embargo, hay otras formas para confirmar la endometriosis, y eso puede hacerse yendo tras una lista de síntomas comunes y atravesando un proceso de eliminación. Asegúrate de encontrar a un médico que entienda tu condición y que te apoye. Eso es muy importante. Tienes que tener a alguien que te crea y que quiera trabajar contigo hacia tu propia sanación.

Cambia médicos y consultas si es necesario para encontrar a alguien que te apoye. Idealmente, el doctor primero querrá descartar cualquier otro tejido o enfermedad, y después apoyará tu deseo de recuperarte de forma natural. Te alentaré a que escuches a tu cuerpo y a tus instintos a través del libro y a que desarrolles confianza en el conocimiento de tu propio cuerpo. Esto es muy importante si sientes que antes no has sido tomada en serio por la máquina de la medicina. Aunque hayas sido creída o no por la medicina, tú conoces tu cuerpo mejor que nadie.

Aquí hay una lista de los tipos de síntomas y las señales que pueden señalar si tienes o estás a punto de padecer endometriosis, aunque esta no es, de modo alguno, una lista exhaustiva.

- **Dolores pélvicos graves en el bajo vientre que parecen aumentar con cada menstruación** - El dolor puede empezar un día o dos antes y después de un periodo menstrual y prolongarse varios días, y puede incluir significativamente la zona lumbar, la vagina, las piernas y el abdomen.

- **Periodo de sangrado fuertemente prolongado con coágulos** - Fuerte flujo de sangre con espesos coágulos que pueden prolongarse de 7 a 10 días.

- **Dolor en la ovulación** - El dolor puede ser evidente durante la ovulación, durante los días 12 a 14, un óvulo se libera del ovario.

- **Desórdenes intestinales o urinarios** - Puedes experimentar dolorosos movimientos de los intestinos o en la micción (el proceso de orinar), así como presión en la vejiga dentro de tu periodo menstrual. El síndrome de intestino irritable, el estreñimiento o la diarrea son comunes.

- **Relaciones sexuales dolorosas** - Dolor durante y/o después de tener sexo es un síntoma común con la endometriosis. Puedes ser incapaz de llegar al climax o sangrar después del sexo.

- **Infertilidad** - La mayoría de las veces, las mujeres que buscan tratamiento contra la infertilidad son diagnosticadas con endometriosis.

- **Otros síntomas** – Manchas durante tu ciclo, citología vaginal, fatiga crónica y debilitadora o síndrome de fatiga crónica (SFC), fibromialgia que es el dolor muscular crónico de origen desconocido , tensión premenstrual (TPM), alergias, migrañas, síndrome de piernas inquietas, insomnio, sudores nocturnos, sofocos, sensibilidad mamaria, retención de líquidos, hinchazones o nauseas que tienden a empeorarse con cada periodo menstrual, todos estos también pueden ser signos de padecer endometriosis.

Diagnóstico

Si tienes dos o más de los síntomas anteriores, y has descartado cualquier otra posible causa con tu médico (por ejemplo, que todos los test sanguíneos de otras enfermedades se hayan mostrado negativos), entonces, es altamente probable que la endometriosis sea la causa.

Los doctores o los médicos de cabecera, invariablemente prescriben fármacos hormonales o te envían a un ginecólogo para realizarte un diagnóstico que valide la endometriosis a través de medios quirúrgicos, si es que pueden verla.

No obstante, no les restes valor a cómo ambas formas de tratamiento; los fármacos y la cirugía, llevan consigo riesgos y efectos secundarios irreversibles a largo plazo, que pueden dañar el cuerpo permanentemente. Los fármacos meramente consiguen manejar los síntomas de la endometriosis, pues no enfocan las causas subyacentes de la afección. Por lo tanto, el proceso de descarte de la anterior lista y el asesoramiento de tu médico, deberían ser todo lo que necesitas para considerar que tienes la enfermedad.

Aunque el fuerte dolor pélvico es el principal síntoma de la endometriosis, no es siempre un indicador fiable de la amplitud del efecto que ésta puede tener. He conocido a algunas mujeres con endometriosis suave que experimentan un gran dolor, mientras que he conocido a otras con endometriosis avanzada que experimentan sólo un leve dolor. Por consiguiente, es muy importante observar cuidadosamente y prestar atención a todo lo que experimentas durante cada periodo menstrual. Sería útil registrar en un diario de dolor, o en una App de iTunes, los puntos que asignarías al dolor y los síntomas. Querrás esta información para supervisar tu progreso mientras nos movemos a través del libro y empezamos a adaptar los cambios.

Causas

Las causas definitivas de la endometriosis permanecen en debate y todavía no se saben con certeza, lo que ha dado paso a hacerse llamar la 'enfermedad de las teorías'. Ningún investigador ni ningún médico ha encontrado la respuesta exacta, pero muchas otras teorías se han formulado en los registros médicos y otros estudios. Explicaré cada una de ellas.

- **Menstruación retrógrada** – Esta es una de las explicaciones para la endometriosis más favorecida. Aquí, se teoriza que, durante la menstruación retrógrada, la sangre menstrual, conteniendo células endometriales, fluye de nuevo a través de las trompas de Falopio hasta la cavidad pélvica, en vez de hacia fuera de nuestro cuerpo. Estas células que se han desplazado, se pegarán a las paredes pélvicas y a las superficies de otros órganos pélvicos, donde crecen y continúan coagulando y sangrando durante el curso de cada periodo menstrual. Aunque la mayor parte de los médicos generalmente acepta esto como el mayor responsable de endometriosis, todavía no hay explicación sobre por qué el tejido desplazado fluye de vuelta.

- **Sistema inmunitario o disfunción inmunológica** – También es posible que un sistema inmunológico 'roto' o con cualquier problema pueda hacer que el cuerpo sea incapaz de reconocer y eliminar el tejido endometrial que está creciendo fuera del útero.

- **Crecimiento de células embrionarias** – Todas las células que cubren las cavidades pélvicas y abdominales vienen de las células embrionarias. Siempre que una o más de las pequeñas áreas que cubren el abdomen van hacia el tejido endometrial, la endometriosis puede desarrollarse.

- **Transporte de células endometriales** – Otra rara posibilidad, en esta, el sistema linfático de vasos sanguíneos y fluido de tejidos transporta las células endometriales a otras partes del cuerpo.

- **Genética** - Otra privilegiada teoría sostiene que el riesgo para mujeres y chicas de heredar la enfermedad aumenta hasta el 70%, si sus madres o familiares padecen o han tenido endometriosis.

- **Factores medioambientales** – Las toxinas, llamadas xenoestrógenos y fitoestrógenos han sido famosas por causar cambios en las células y mutaciones, que causan desórdenes inmunológicos y permiten la implantación de desechos menstruales. Se ha descubierto que unos 51 químicos xenoestrógenos interrumpen el balance hormonal humano. Los tampones, por ejemplo, contienen trazos de dioxinas, aunque puedan decir que están hechos de a 100% con algodón natural. Los xenoestrógenos se encuentran en muchos aspectos de nuestra vida diaria, a través de la comida fumigada con pesticidas, los productos del hogar y los productos de cuidado personal.

• **Dioxinas** – Las dioxinas son un derivado de productos y plásticos clorados, y el segundo residuo radioactivo. En 1993, los chimpancés de Rhesus fueron expuestos, durante un periodo de 10 años, a bajos niveles de TCDD (2,3,7,8- Tetraclorodibenzo-p-dioxina), la cual es un compuesto incoloro sin un olor distinguible. Esos chimpancés posteriormente desarrollaron anormalidades reproductivas y endometriosis. El TCDD es un conocido cancerígeno humano, y la exposición a él es mucho mayor ahora que a la que se expusieron a los chimpancés en el experimento.

• **Implantación a través de la cicatriz quirúrgica** - Esto sólo ocurre rara vez, pero también es posible. Por ejemplo, puede ocurrir tras una cirugía como la histerectomía o la Cesárea, las células endometriales pueden fijarse en la incisión quirúrgica.

Aunque esas teorías se han convertido en una base de diagnóstico para las mujeres que padecen endometriosis, hay otros factores que pueden incrementar el riesgo de padecer esta enfermedad. Uno de ellos, aclamado por la medicina, es nunca dar a luz; esto está basado principalmente en el hecho de que casi ninguna mujer que tuvo hijos antes de los años 70, padeció endometriosis. Aunque el incremento en las poluciones medioambientales es, lo que yo considero, ser la principal causa, lo cual trataré después en más detalle.

Otros factores que destacan son: un largo historial de infecciones pélvicas, anormalidades en el útero, estrés prolongado, y cualquier condición médica que prevenga el paso del flujo menstrual fuera del cuerpo. La endometriosis se conoce por desarrollarse años después de la aparición de la menstruación, lo cual no fue mi caso. Los signos y síntomas de la enfermedad cesarán temporalmente con el embarazo y algunas veces, terminarán con la menopausia; pero no siempre.

La endometriosis puede causar muchas complicaciones, incluidas algunas de las listadas a continuación:

Infertilidad

La complicación principal que conlleva la endometriosis, es la infertilidad o la dificultad de quedar embarazada, o no ser capaz de hacerlo en absoluto. El 30% al 50% de las mujeres con endometriosis tienen dificultad para embarazarse. Una razón para esto es que la endometriosis puede dañar las trompas de Falopio o los ovarios, pudiendo causar problemas de fertilidad.

Para que el embarazo pueda ocurrir, un óvulo tiene que ser liberado del ovario y viajar a través de la trompa de Falopio hermana. Después, una célula de esperma se une para intentar fertilizar la célula ovárica. Una vez que tiene éxito, el ovario fertilizado se pega por sí mismo a la pared del útero para empezar su desarrollo. Una afección de endometriosis puede obstaculizar el paso de la trompa de Falopio e impedir que el ovario y el esperma se unan. En algunos casos, la condición también parece afectar a la fertilidad en modos menos directos, como por ejemplo causar daño al esperma o a la célula ovárica.

A pesar de esto, es estimado que al menos el 70% de las mujeres que padecen una suave o moderada endometriosis todavía pueden concebir y quedarse embarazadas sin la ayuda de tratamiento. El tratamiento con el uso de medicación no garantiza la mejora de fertilidad en las mujeres con endometriosis. Se puede considerar la cirugía para eliminarla, pero una vez más, esto tampoco garantiza que te quedes embarazada y a menudo la región pélvica desarrolla más adherencias. Debido a la dificultad de tratar con esta enfermedad, los médicos aconsejan a menudo a las mujeres con endometriosis que no retrasasen el tener hijos ya que la enfermedad tiende a empeorar con el tiempo.

Quistes Ováricos Otra importante complicación que produce la endometriosis son los quistes ováricos. Estos empiezan como pequeños quistes llenos de fluido en los ovarios, que pueden ocurrir cuando el tejido de la endometriosis crece cerca de los ovarios. Pueden ser incoloros, rojos o marrón muy oscuro. Estos quistes ováricos, llamados endometriomas o 'quistes de chocolate', pueden crecer y convertirse en un dolor increíblemente profundo. Si los quistes estallan, el contenido se esparce o se vacía sobre la cavidad abdominal y los órganos causan un dolor insoportable.

Adherencias

La condición inflamatoria y la naturaleza de la endometriosis pueden causar formaciones repetitivas de tejido cicatrizado, llamadas adherencias también conocidas como adherencias, . Las adherencias son como un material fino, parecido a la piel blanca del pollo, que puede causar que un órgano se adhiera o se junte con otro órgano, causando un dolor intenso. Por ejemplo, juntando ambos intestinos o la vejiga a la pared abdominal. Estas densas estructuras de tejido cicatrizado parecidas a una red, pueden causar un dolor pélvico significativo, deteriorando la calidad de vida, el trabajo y las actividades sociales.

Existe la falsa creencia de que los quistes y las adherencias son las complicaciones que pueden ser eliminadas mediante cirugía. Sin embargo, la cirugía causa más trauma a la pelvis, más adherencias y en un alto porcentaje de mujeres, los síntomas de su endometriosis vuelven a aparecer en cuestión de semanas. Esto puede ser muy desalentador para una mujer con endometriosis, que ha sufrido el trauma de una operación sólo para descubrir que no ha tenido éxito. La mujer vuelve a empezar de cero con muy pocas opciones a las que aferrarse en el laberinto de la máquina de la medicina.

Capítulo 4 –

La Máquina Medicinal

* * *

El mayor placer en la vida es hacer lo que la gente dice que no puedes
- Walter Bagehot

El sistema médico en el mundo Occidental ha

desarrollado algunas formas increíbles de combatir las enfermedades y patologías que nos ayudan de vivir por más tiempo. El objetivo de combatir la enfermedad ha llevado al crecimiento y al uso incrementado de fármacos, que en muchos aspectos han obrado maravillas. Hemos dado pasos agigantados en el cuidado de nuestra salud y generalmente hemos cosechado los frutos. El trasplante de corazones, hígados y riñones, por nombrar unas cuantas partes del cuerpo; y los increíbles esfuerzos por salvar vidas en los servicios de urgencia y en los hospitales. Ya no existe la preocupación de morir dando a luz o sucumbir a enfermedades como la viruela o el sarampión. El descubrimiento y el desarrollo de antibióticos, en particular, han sido de beneficio para muchos. Aunque cada vez más los gobiernos se están dando cuenta de que su efectividad está declinando por su uso excesivo. La población no sólo espera tomar antibióticos incluso para un resfriado común, sino que espera tomarlos repetidamente. El uso excesivo de los antibióticos y los fármacos puede significar el desarrollo de inmunidades, reticencias químicas, alergias y puede ser dañino para el propio sistema de defensas naturales del cuerpo.

El cuerpo humano es una máquina impresionante en sí misma. Nuestros intestinos, por ejemplo, tienen su propia bacteria 'buena' para combatir cualquier bacteria 'mala' que pueda entrar en él a través de la boca, y viajar hacia nuestros aparatos digestivos. El uso excesivo de fármacos y antibióticos elimina esta 'buena' bacteria, dejando al cuerpo vulnerable a más infecciones todavía. Mientras que esta máquina moderna ha logrado grandes hazañas, el mundo Occidental se ha enfermado cada vez más y la prescripción de tratamientos químicos se ha convertido en algo común. Los gigantes farmacéuticos llevan consigo una gran influencia a travez del sistema médico y los gobiernos, y nadie tiene que cuestionarse su uso excesivo y los tratamientos naturales subyacentes que se utilizaron antes de su invención.

Para algunas enfermedades como el cáncer, son usados enfoques radicales por ejemplo la quimioterapia para eliminar el área u órgano afectado.

Sin embargo, las afecciones como la endometriosis son más difíciles de diagnosticar ya que las mujeres pueden padecer un conjunto de síntomas. Un doctor sin experiencia puede llevar a cabo pruebas sanguíneas y no encontrar ningún resultado 'anormal', concluyendo que la mujer con endometriosis 'se está inventando dolencias' o es neurótica. La mujer puede ser desestimada creyendo que está imaginando o exagerando el dolor y es prescrita con uno o más fármacos siguientes:

analgésicos (o fármacos antinflamatorios sin esteroides (AINE)), anticonceptivos orales, un dispositivo intrauterino (DIU) como el Mirena, el anillo Nuva, Deposhot u otras hormonas sintéticas que manipulan la capacidad para concebir. No obstante, estos manipuladores de hormonas previenen que ocurra la ovulación, para que menos hormonas como la progesterona, sean producidas y continúen el desbalance hormonal en el cuerpo.

A continuación se listan algunos de los tratamientos médicos de la actualidad, que habitualmente son ofrecidos a mujeres con endometriosis en su visita al doctor, médico o ginecólogo. Esta es una guía y no es exclusiva.

Algunas Opciones de Tratamiento Médico:

- Máquina ENET
- Píldoras anticonceptivas/anticonceptivos orales
- Mirena/DIU
- Antidepresivos
- Analgésicos/fármacos anti inflamatorios sin esteroides (AINE); paracetamol, ibuprofeno, dihidrocodeína, codeína…
- Postap
- Danzol
- Zolodex
- Oramorf
- Propolis
- Cerezette
- Inyecciones de Decapeptyl
- Inhibidores de dolor
- Biopsia de útero
- Parches de morfina

- Reducción de quístes en ovarios
- Cistectomía
- Ablación abdominal
- Extirpación quirúrgica
- Diagnostico por Laparoscopia
- Histerectomía – eliminación completa del útero y los ovarios – causando menopausia instantánea y osteoporosis...
- Oforectomía – eliminación del útero dejando los ovarios – aminora la menopausia y la posterior cirugía cuando los ovarios dejan de funcionar, debido al escaso suministro de sangre.

Tratamientos Hormonales
Hay unos 40 tipos diferentes de píldoras anticonceptivas, que consisten en una variación de un compuesto sintético de estrógenos y una progesterona sintética, llamada 'progestina'. Es importante darse cuenta, y repetir, que ninguno de los tratamientos hormonales prescritos eliminará la endometriosis. La meta del tratamiento médico actual es reducir la inflamación e intentar manejar los síntomas. Sin embargo, esto rara vez sucede, y muchas de mujeres puede terminar teniendo graves efectos secundarios y complicaciones. La idea del tratamiento hormonal, con el uso de hormonas sintéticas, es hacer creer a la glándula pituitaria que has alcanzado la menopausia.

Progestágenos y Progestina Sintética
Esto es importante ya que puede confundir a muchas mujeres; estos productos, los progestágenos y la progestina no son progesteronas naturales. Observa cómo se parecen los nombres de fármacos sintéticos a la progesterona que produces en tu cuerpo. Algunos fármacos sintéticos de progestágenos prescritos se llaman noretistenora, didrogesterona y medoxiprogesterona.

GnRH Análogas

Las GnRH análogas son unas hormonas que liberan gonadotropina sintética para imitar las tres gonadotropinas que el cuerpo produce; la hormona de la luteína, la hormona que estima los folículos, y la gonadotropina coriónica. Algunos fármacos son; Buserelin, Leuprolenin, Nafarelin, Goserelin y Lupron. Todos estos fármacos causan graves efectos secundarios y en particular Lupron, que ha sido conocido por causar serios daños a largo plazo en el cuerpo.

El DIU Mirena o sistema intrauterino levonorgestrel es un pequeño dispositivo en forma de 'T' que se inserta en el útero que provee una lenta liberación de progestina sintética durante varios años. Los efectos secundarios son quistes ováricos, dolor pélvico, aumento de peso, hemorragias intermenstruales, manchas, cambios de humor, y fino y frágil cabello. Las infecciones pélvicas son más comunes debido a la 'cuerda' que cuelga de la bobina. El útero es normalmente mantenido estéril, pero la cuerda incrementa la probabilidad de infección. Otros efectos secundarios son dolor extremo y sangrado durante las relaciones sexuales si el DIU es expulsado.

Las píldoras anticonceptivas/o fármacos hormonales a menudo causan serios efectos secundarios para mujeres con endometriosis, que pueden producir aún mayor sufrimiento. Por ejemplo:

- Bello facial en la barbilla, senos, muslos y abdomen
- Aumento excesivo de peso
- Acne
- Voz grave
- Depresión
- Problemas cardiovasculares
- Infartos
- Daño al sistema digestivo

- Hinchazón de piernas
- Dañar el sistema reproductivo
- Vómitos
- Náuseas
- Hinchazón
- Manchas
- Dolores de cabeza y migrañas
- Cambios de humor
- Sensibilidad mamaria
- Retención de líquidos
- Coágulos sanguíneos
- Mareos

Algunos de estos efectos secundarios son irreversibles, en algunos casos los efectos secundarios son todavía tratados con más fármacos; causando más efectos secundarios. Y así el circulo vicioso continua.

Visité a numerosos médicos y ginecólogos durante años y me ofrecieron muchos de los arriba mencionados analgésicos, fármacos y otras vías quirúrgicas. Sin embargo, nadie discutió ninguna otra alternativa conmigo, excepto la de dar promoción a un fármaco o tratamiento hormonal tras otro. En el momento en el que tuve a mi segundo hijo, la medicina se refería a mi útero como algo innecesario que necesitaba ser eliminado. Hablaban de él como si no tuviese otro uso porque ya pasaba de los 40 años. Un ginecólogo incluso dijo "No estoy segura si es necesario para ti que lo conserves"; como si se estuviese refiriendo a un paquete vacío. Estaba indignada de que un órgano sexual femenino pudiera ser considerado de una forma tan despectiva.

Lo que más me molestó fue que muchas mujeres eran puestas bajo presión para tomar importantes decisiones sobre fármacos y extracciones quirúrgicas de un órgano, mientras estaban en gran sufrimiento y dolor. La mujer también puede estar en una posición vulnerable. Puede estar destrozada de dolor en la cama del hospital, llena de fármacos, analgésicos, sin maquillaje y llevando puesta una pequeña bata de algodón, incapaz de pensar con claridad. No es la situación ideal para estar haciendo decisiones que cambiarán su vida sin estar totalmente informada de los riesgos. Tu útero es un órgano sagrado y es esencial para la salud de una mujer que pueda ser conservado.

Los tratamientos actuales para la endometriosis a través de la máquina de la medicina son muchos, pero el hecho real menos divulgado es que NINGUNO de esos fármacos y tratamientos, de hecho, se dirige a tratar las causas fundamentales o los percutores subyacentes que forman la endometriosis. Lo que me pareció interesante a través de mi investigación, fue que hace cincuenta años, los gigantes farmacéuticos no eran tan prominentes. Los principios eran bastante diferentes a los de hoy, y los médicos de los años 60, en Estados Unidos y el Reino Unido, prescribían tratamientos naturales, como la crema biodienticaa la progesterona. Este era un tratamiento particularmente eficaz en la reducción de síntomas y no tenía efectos secundarios. Así que, ¿por qué ningún médico me ofreció una crema natural biodienticaa la progesterona como opción?

Qué hacer y Qué no hacer con Doctores y Médicos de Cabecera

Debes estar segura y no te asustes de hacer un montón de preguntas cuando visites a tu doctor o médico de cabecera. Considera tomar pequeñas notas escritas, o pide permiso para grabar la conversación con tu teléfono móvil cuando menciones algún aspecto relacionado con fármacos o cirugía. Cuando te encuentras en un increíble dolor y/o no puedes dormir, ingerir fuertes analgésicos puede hacer que tengas la mente borrosa y se haga difícil recordar o digerir la nueva información que se te ha dado.

Lleva a una amiga de confianza o a un miembro de la familia contigo. Muchas veces llevé a una amiga o a un familiar conmigo y marcó una gran diferencia en cómo era tratada y cuán segura me sentía al hacer preguntas. De hecho, al visitar al ginecólogo por segunda vez, llevé a mi pareja. El ginecólogo continuó prescribiendo y promoviendo un fármaco totalmente diferente del que me sugirió en mi primera visita con él; aunque después no decidí tomar ninguno. La lista de efectos secundarios a los fármacos que el recomendó eran mucho más preocupantes y perturbadores que mi ya dolorido cuerpo.

Cuando estás totalmente informada sobre tu cuerpo y sobre cualquier cosa que te van a poner en él, o cualquier trauma llevado a cabo en él, estás en una enorme ventaja para hacer las decisiones correctas sin andar bajo quimeras. Idealmente, rechazarás la ruta de la medicina convencional y decidirás que la opción más segura es avanzar hacia curar la endometriosis usando un enfoque más natural. Un enfoque natural te ayuda a identificar y a eliminar las fuentes de dolor. Espero que te hayas dado cuenta de que los analgésicos, los fármacos y la cirugía sólo intentan manejar los síntomas de la endometriosis y descuidan el dirigirse a las causas subyacentes.

Si tan sólo hubiese sido informada de esto hace muchos, muchos años...

Capítulo 5 –

¿Es Curar la Endometriosis de forma 'Natural' Realmente una Opción?

* * *

En un bosque, dos caminos tomaban rumbos diferentes, y yo... Yo tomé el menos transitado, y eso hizo toda la diferencia – Robert Frost

L a endometriosis me ha causado problemas desde

mi primera menstruación, pero después del nacimiento de mi primer hijo, fue progresivamente peor. Visitaba periódicamente al ginecólogo, quien me sugirió que tomase varios anticonceptivos orales, DIU y fármacos. El ginecólogo me aseguró que detendrían mi ciclo menstrual y 'quizás' me ayudarían con el dolor. Sin embargo, estaba embarazada desde hace 9 meses sin ningún ciclo menstrual y mis síntomas habían empeorado. ¿Qué es lo que estaba mal? Investigué por internet sobre los efectos secundarios de los fármacos que me propuso el ginecólogo y eran perturbadores, e irreversibles en algunos casos. Decidí ver si había una ruta alternativa. Simplemente seguía pensando "¡tiene que haber otro camino!".

De hecho, fue Hipócrates (460-370 AC), a quien a menudo se refieren como "el padre de la medicina", quien buscó explicaciones naturales para los fenómenos naturales, y enseñó medio naturales que podían ser utilizados para luchar contra las enfermedades. Aunque yo no lo recomendaría necesariamente, Hipócrates sugirió frotar miel en la vagina y masticar dientes de ajo como algunos de los tratamientos ancestrales prescritos para 'atraer el útero de vuelta a su trono'. Todo esto me parecía peculiar pero decidí investigar un poco más.

Mi investigación me condujo a la página web llamada la Sociedad de Endometriosis de América. Afirmaba que, 'si eliminas el trigo de tu dieta, los síntomas desaparecerán". No podía creer lo que estaba leyendo. ¿Así de simple? ¿Podría la eliminación del trigo eliminar el dolor? Me senté allí con una receta en mi mano. El Internet estaba lleno de historias e informaban que pueden haber posibles efectos secundarios al fármaco que me recetaron. Sin embargo, la única opción alternativa en aquel entonces, era continuar con el dolor y esperar algún tipo de milagro. Era consciente de que algo tenía que cambiar. No podía seguir adelante con el nivel de dolor que estaba experimentando. No obstante, no estaba preparada para intercambiar un conjunto de síntomas por otros todavía más perturbadores e irreversibles. Algo se tenía que hacer. ¿Podría funcionar algo tan simple como eliminar el trigo de mi dieta? Pensé, "qué demonios, ¡merece la pena intentarlo! ¿Qué es lo peor que puede pasar? Al menos sé que excluir un alimento no conlleva efectos secundarios".

Después de hacer posteriorres investigaciones, encontré que el trigo crecía genéticamente y que lo modificaban desde los inicios de los años 70. Hicieron posible que la cabeza del trigo contuviese más semillas. Esto hizo pesada la parte alta de la planta y la cosecha se caía. Para solucionar este problema, una hormona se inyectó para coagular el tallo. Debido a que el trigo ahora crecía demasiado junto, un hongo empezó a aparecer en el tronco. Esto dio paso a añadir una hormona más para eliminar el hongo. Es posible que estas dos hormonas, cuando se absorben en exceso, afecten a los perfiles hormonales de mujeres con endometriosis.

Me centré en lo que era esencial para mí, y eso era salir del dolor. Sugirieron que la eliminación del trigo de mi dieta podía conseguir eso. Sin embargo, eliminar el trigo de mi dieta implicaba un cambio bastante grande a nivel mental.

Antes, mi idea de una dieta saludable era totalmente malsana. Vivía de pastelerías locales, tomaba pastelitos de fruta para desayunar, me apoyaba en productos con azúcar durante todo el día y mi idea de un vegetal era la lechuga; que mayormente está hecha de agua y no tiene contenido nutritivo. No sabía nada sobre alimentación saludable. Pero, mi motivación era sentirme bien, educarme a mí misma y tomar toda la responsabilidad por mi propio cuerpo. No quería tomar fármacos que alterasen mi cuerpo con horribles efectos secundarios. La definición de locura es hacer lo mismo una y otra vez y esperar resultados diferentes; tenía que hacer algo diferente.

Cuando me lancé a una dieta sin trigo en el año 2001, no habían productos sin trigo o gluten disponibles a la venta en el mercado. Si bien era una novata en la cocina, aprendí como hacer todo tipo de panes, como el de camote dulce (tambien conocida en otros paises como yams / batatas / boniato), y llené hasta arriba los armarios con paquetes de galletas de avena. Siempre llevaba paquetes de galletas de avena en mi bolso desde entonces, en caso de que estuviese en embotellamiento y no tuviese nada para comer. Solía hallar tan difícil la posibilidad de salir fuera a comer que la gente me miraba como un alien cuando les decía que era intolerante al trigo. Dejé el término de 'intolerancia' y pronto lo cambié por el de 'alergia', que en su momento detuvo las extrañas e inquisitivas miradas. Tenía los labios temblorosos cuando aparecía en una cafetería o en un restaurante y veía que todos los menús principales llevaban harina de trigo y que no habían más que papas, arroz o fruta para comer. Aunque, hoy en día, los restaurantes y las cafeterías son cada vez más conscientes y se han adaptado a nuestras necesidades de una dieta sin trigo (incluyendo el gluten y los lácteos). Hay incluso secciones en los supermercados con pasillos totalmente dedicados a productos sin trigo ni gluten, ¡lo que encuentro emocionante a día de hoy!

Por lo tanto, el compromiso se realizó y aunque era difícil al principio ajustar mis hábitos alimentarios y mi dieta, en 10 semanas, sentí una importante reducción del dolor durante la ovulación y la menstruación. Mis periodos se convirtieron en asunto de 2 a 3 días, más que de 7 a 10, y el flujo de sangre pasó a ser mínimo con absolutamente ningún coágulo. ¡Estaba eufórica! Lenta pero firmemente, mientras las semanas se convertían en meses, descubrí que me sentía convencida de empezar a planear por adelantado y adaptar mi nuevo régimen alimentario.

Regresé al ginecólogo y compartí con él los emocionantes desarrollos, alentándole a que compartiese mi experiencia y éxito con otras mujeres. Su respuesta, sin embargo, fue que no podía compartirlo con sus otras pacientes, ya que 'no estaba probado a través de las pautas del Instituto Nacional para la Salud y la Excelencia Clínica (NICE)'. El mensaje era alto y claro; el sistema médico sería feliz al someterme a fármacos con efectos secundarios dañinos que pueden cambiar la vida, manteniéndome como en una rueda de hámster de síntomas, pero ni siquiera considerarían una sugerencia de un cambio en la dieta. Estaba horrorizada.

Más tarde descubrí todo el dinero y la influencia que las compañías farmacéuticas poseen; son los negocios más grandes en Occidente, recaudando en bruto unos 300 billones de dólares al año en ventas. Sí, vale la pena repetirlo: 300 billones al año en ventas. Dar publicidad de medicinas y fármacos es un GRAN negocio. Pero, ¿qué hay de todas esas pobres mujeres, confiadas, a las que no se les dice el verdadero impacto de los efectos secundarios y de cómo estos fármacos no 'curan' o sanan la endometriosis? Estos fármacos las mantienen atrapadas en la viciosa máquina de la medicina, en un laberinto de químicos que termina causando daño de por vida y no hace nada por enfocar las causas subyacentes.

Mi ginecólogo admitió más tarde que acababa de pasar 10 días en un seminario con todos los gastos pagados en Roma, Italia. A cargo de la compañía farmacéutica que desarrolló el fármaco que había estado prescribiendome. También aprendí que los médicos se llevaban 100 libras por cada dispositivo intrauterino (DIU) o bobina insertados. Me sentí sucia, sórdida y mal.

Capítulo 6 -

Eres Lo Que Comes...

* * *

Cuando la marcha se torna difícil, lo difícil se pone en marcha
- Joseph P Kennedy

E liminar el trigo de mi dieta y cambiarlo por

alternativas más saludables y frescas, era para mí, el primer paso significativo hacia la reducción del dolor. En tres semanas mi puntuación sobre el dolor se redujo en un 50%. Me sorprendió totalmente la diferencia en mi cuerpo, porque era tan simple, y aun así un plan de acción profundamente efectivo. En una ocasión comí un poco de trigo y el dolor golpeó fuerte e inmediatamente. Era obvio para mí que excluir el trigo no sólo me ayudó a eliminar el dolor del ciclo menstrual y reducir su sangrado, sino que también eliminó las hinchazones y las distensiones de mi estómago. La ovulación y la menstruación empezaron a ir y venir sin incidentes. Empecé a sentir que podía hacer planes sociales de nuevo, jugar con mis hijos, dejar la bola de agua caliente en la alacena y dejar de sentirme una espectadora en mi vida. Qué diferencia tan grande supuso la eliminación del trigo en mi vida. Un pequeño cambio hizo una GRAN diferencia.

¿Por qué el Trigo?

Desde que el hombre importaba granos desde Egipto y aprendió a hornear, el pan siempre ha ocupado una gran parte de nuestra dieta. Especialmente durante los desayunos. Nuestra sociedad parece incompleta sin pan. Sin embargo, estudios han demostrado que demasiada confianza en el pan, especialmente en aquellos hechos de grano, puede de hecho dañar nuestra salud. No sólo es el pan, sino que deberíamos tener cuidado de no comer demasiado de algo que contenga ingredientes de granos de trigo. ¿Por qué motivo? Los granos, el gluten y los productos derivados, contienen proteínas que no son buenas para tu salud porque pueden causan irritación e inflamación en tu intestino.

Hay muchos otros tipos de grano, ¿pero por qué enfocarnos sólo en el trigo? Hay tres principales responsables – el gluten, la aglutinina, el germen del trigo (WGA) y los opiáceos péptidos – todos son dañinos para el cuerpo y todos se encuentran en el trigo. El gluten es un concentrado de proteinas que abarca el 80% de la proteína que se encuentra en el trigo. La aglutinina, el germen del trigo, es una pectina – una proteína que se une especialmente con los azúcares – que pueden ser particularmente dañinos para nuestra salud. Los opiáceos péptidos son productos químicos psicoactivos. Aquellos que se encuentran en el trigo son similares a las drogas psicoactivas como el opio y la morfina. Eso es realmente malo para tu salud, ¿verdad?

Gluten - El gluten ha demostrado causar inflamación de estómago en al menos un 80% de la población mundial. La gliadina, el principal problema que causa la proteina del gluten, es parecida en estructura a otras 'buenas' proteínas encontradas en los tejidos de órganos como el páncreas o la tiroides. Nuestros anticuerpos, que 'cazan' gliadina, pueden terminar atacando a estos organismos. Esto tiene como resultado enfermedades autoinmunes como el hipotiroidismo y la diabetes. El efecto inflamatorio del gluten en los intestinos pueden causar que las células intestinales mueran premutaruamente y hacer que se oxiden. Este efecto causa que el instestino se filtre y un intestino que filtra puede permitir que proteinas bacteriales y compuestos tóxicos entren en el corriente sanguíneo, terminando en ataques autoinmunes a nuestro propio cuerpo. Un estómago que pierde jugos gástricos no puede digerir la comida debidamente y los nutrientes no son absorbidos del todo, de este modo llevando a deficiencias nutricionales.

Aglutinina, Germen del Trigo (WGA) – la aglutinina también actúa como gluten, irritando y causando la muerte prematura de células en el intestino. La aglutinina perturba la membrana mucosa en el intestino, causando un crecimiento excesivo en las bacterias que llevan a problemas intestinales, como las úlceras. La aglutinina también termina circulando por nuestro cuerpo y nuestro cerebro, donde causará resistencia a la leptina y efectos similares a los de la insulina. Estos dos factores pueden fomentar la obesidad. La aglutinina es también conocida por causar que la vitamina D almacenada se agoten rápidamente. Esto conduce a una deficiencia en vitamina D, al debilitamiento de los huesos, a un sistema inmune más debilitado, y una vulnerabilidad a ataques por parte de enfermedades infecciosas y bacterianas.

Opiáceos péptidos – Los opiáceos péptidos encontrados en el trigo, que son muy similares a los opiáceos péptidos del opio, son conocidos por causar adicción al trigo, y síntomas de abstinencia aparecen al eliminar el trigo de la dieta. Estos opiáceos péptidos también son señalados como precursores de la esquizofrenia, los esquizofrénicos a menudo ven bastantes reducidos sus síntomas cuando eliminan el trigo de sus dietas.

Por lo tanto, cuando se trata de cosas que nosotros, como humanos, no estamos adaptados para comer, el trigo y la proteína del gluten son probablemente las "top" en la lista. Aunque podemos complacernos a nosotros mismos tomando menos decisiones saludables de vez en cuando sin consecuencias negativas, el trigo y todos los demás alimentos con gluten deberían ser evitados, especialmente para aquellos de nosotros que sufrimos la afección de la endometrosis.

Recuerdo que una vez estaba al borde de las lágrimas cuando estábamos fuera, en casa de un amigo, y no sabía qué comer, porque todo parecía que llevaba trigo. Incluso algunos guisados, salsas y salchichas. La hora de comer era realmente estresante.

Tenía una familia joven y no quería pasar horas pensando en la comida o preparándola. No era una chef por naturaleza. A veces, me sentía abrumada incluso con el pensamiento de comer. No obstante, me adentré en los zumos / jugos de vegetales orgánicos, ya que encontraba que era una manera fácil de conseguir la cantidad de vegetales sugerida. Compré algunos libros de recetas muy simples e intenté adoptar un enfoque hacia la comida que quizás mi bisabuela o mis ancestros cavernícolas pudieron tener. Manteniéndolo simple, fresco, de granja, orgánico y evitando la comida preparada llena de aditivos era mi nueva filosofía. Las sopas eran fáciles de hacer y cuando usaba vegetales orgánicos, incluso mis hijos comentaban lo deliciosas que estaban. Una de mis recetas favoritas de sopa requería de una bolsa de peras congeladas, una cebolla orgánica cortada, una pastilla de caldo vegetal, sal, pimienta, y todo mezclado con un litro de agua. Ponlo todo a hervir, mézclalo y ¡'Voila'! Una deliciosa, sabrosa, económica y rápida sopa que le gusta a todo el mundo.

Libres de Azúcar

Otro aspecto de mi dieta que requería un ajuste era mi consumo de azúcar. Como he mencionado anteriormente, sobreviví a mis días mediante el consumo de azúcar y solía hacerlo durante todo el día. ¿Por qué alimentos libres de azúcar? Bien, el azúcar añadido, el 'dulce veneno' de la comida moderna, como algunos expertos lo llaman, es el peor ingrediente de la dieta. Nuestro cuerpo ya produce sus propios azúcares y sólo produce el suficiente para lo que necesita diariamente. Cuando comemos alimentos que contienen azúcar, interrumpimos el balance de azúcar en nuestro organismo y se convierte en 'azúcar añadido'; esto es algo que nuestro sistema no desea. Deberíamos evitar el azúcar añadido como si se tratara de una plaga.

Aquí te traigo algunas perturbadoras razones de por qué:

El azúcar añadido, como la sacarosa y la altos niveles de jarabe de maíz por ejemplo, no tiene ningún nutriente esencial, simplemente es un conjunto de calorías. Esta es la razón por las que se les llama calorías 'vacías'. No hay proteínas, grasas esenciales, vitaminas o calorías, sólo pura energía. El azúcar también es malo para tus dientes, ya que provee energía fácilmente digerible para las bacterias 'malas' de tu boca.

¿Por qué el azúcar es tan malo y de qué está hecho? Antes de que al azúcar se le permita entrar al corriente sanguíneo desde el aparato digestivo, se divide primero en dos azúcares simples – glucosa y fructosa.

La glucosa se encuentra en todas las células vivas en el planeta. Si no podemos tomarla en nuestra dieta, nuestro cuerpo la produce. La fructosa es un caso diferente. Nuestro cuerpo no la produce en significantes cantidades y no hay realmente ninguna necesidad fisiológica para ella. Otra cosa con la fructosa, es que nuestro hígado es el único órgano que puede metabolizarla. Esto no sería un problema serio si sólo las comiéramos de vez en cuando, como en el caso de frutas, o si acabáramos de hacer ejercicio, ya que en tal caso la fructosa se convierte en glucógeno y es almacenado en el hígado hasta que lo necesitemos. Pero, ¿qué pasaría si nuestro hígado se llena de glucógeno y dejamos de comer más fructosa? Esto resultaría en una sobrecarga de nuestro hígado, forzándolo a convertir la fructosa en grasa. Si seguimos repitiendo el consumo de azúcar en grandes cantidades, haremos nuestro hígado más grasiento y esto causará toda clase de problemas de salud.

El azúcar causa 'resistencia a la insulina', que conduce a un síndrome metabólico y a la diabetes. La insulina es una hormona muy importante en nuestro cuerpo, porque permite que los azúcares de la sangre (la glucosa) viajen hacia las células del corriente sanguíneo y les indiquen que empiecen a quemar la glucosa, en vez de la grasa. Consumir demasiado azúcar causa disfunciones metabólicas que fuerzan a la hormona de la insulina a dejar de trabajar como debería. Esto causará que las células 'resistentes' a la insulina ya no quemen más glucosa, llevando a algunas enfermedades como la obesidad, los problemas cardiovasculares y más especialmente, la diabetes.

El cáncer es una de las mayores causas de muerte en el mundo. Está caracterizado por ser un crecimiento y una multiplicación incontrolada de células cancerígenas. Una de las hormonas claves que regulan este tipo de crecimiento es la insulina. Una vez la insulina deja de funcionar, debido al consumo incontrolado de azúcar, nos convertimos en víctimas potenciales de cáncer.

¿Por qué las comidas dulces son tan difíciles de resistir? La razón es porque el azúcar puede causar liberaciones masivas de dopamina en nuestro cerebro, que a su vez crea adicción a ella. Por lo tanto, se requerirá mucho poder de voluntad para disciplinarnos totalmente y evitar comer alimentos que contienen azúcares añadidos. Deberíamos infundir siempre en nuestras mentes los efectos perjudiciales que mucho azúcar produce en nuestro cuerpo. De este modo podemos lograr la única cosa que realmente funciona para una vida saludable – la abstinencia al azúcar.

Con todas las cosas malas totalmente explicadas aquí asociadas con el trigo y el azúcar, te urjo a que seas consciente de lo que compras para comer. Hay muchos consejos nutricionales conflictivos sobre qué evitar y qué comer, y algunas veces pueden crear confusión y frustración. Lo esencial es mantener tu consciencia alerta y leer la lista de ingredientes en todas las ocasiones.

La Dieta de la Edad de Piedra

La doctora Sarah Myhill vive en Wales, en el Reino Unido, y su especialidad es ayudar a las personas a recuperarse del Síndrome de la Fatiga Crónica (SFC). Aprendí a seguir el consejo de la doctora Sarah Myhill: "si simplemente queremos estar bien, deberíamos avanzar siempre hacia alimentarnos en base a una dieta de 'la Edad de Piedra', basada en proteinas (carne, pescado, huevos), grasa y fibra vegetal. Las dietas occidentales toman el 70% de sus calorías del trigo, los productos lácteos, el azúcar y la patata. No es sorpresa que estas sean las mayores causas de enfermedades de salud modernas como el cáncer, los infartos, la diabetes, la obesidad y los desórdenes degenerativos".

La imagen del Cavernícola en la Edad de Piedra cazando su cena, matándola arrastrándola a casa se hacía apetecible para mí. Entendía que la comida se suponía que tenía que ser fresca, libre de pesticidas, libre de aditivos y de hormonas y sobre todo, no debería haber sido procesada ni envuelta en plástico en una fábrica. Eso era lo que buscaba para mí y mi familia. La frase de "eres lo que comes" resonó a través de mi mente. Si comía basura, me sentía como basura. Cuando comía saludablemente, podía sentir la diferencia.

Empecé a poner las frutas, y los vegetales frescos orgánicos por encima de los alimentos no orgánicos – realmente podías saborear la diferencia, y merecía la pena la mínima diferencia en el precio. A veces hacía jugos con ellos si encontraba difícil seguir la recomendación de tomar cinco piezas de fruta y vegetales diarios. Convertía pequeños productos verdes (libres de trigo por supuesto), en una bebida para un impulso de energía extra al cuerpo. Elige lo que funciona para ti y recuerda que pequeños cambios pueden marcar una gran diferencia: evita los vegetales de siempre, de sabor suave y químicamente fumigados.

También empecé a comer carne de granja, orgánica y que se ha alimentado con hierbas y productos avícolas en su mayoría. La diferencia en el sabor era realmente evidente. Mientras mis papilas gustativas mejoraban, empecé a sentirme mejor dentro de mi cuerpo. Aproveché plenamente los ingeniosos servicios de compra online y los servicios que te llevan la compra a casa, que ofrecen la mayoría de supermercados. Algunas veces estaba tan ocupada como para pensar en salir a comprar, y comprarlo online era lo más eficiente y lo más fácil.

Dejé de usar el microondas y empecé a cocinar a la vieja usanza. Seguía intentando pensar cómo mi abuela había podido comprar comida preparada y cocinarla. Eliminé la mayoría de productos con plástico, desde el polietileno a los envoltorios para alimentos, que averigüé que podían liberar químicos como un estrógeno contenido en la hormona del sexo, de acuerdo a un estudio en *Perspectivas del Medioambiente Saludable:* "Hemos notificado a los consumidores durante mucho tiempo que eviten el calor y el frío extremo para los plásticos, que desechen los agrietados y los desgastados, y sentimos que este estudio valida una de nuestras muchas preocupaciones".

Me hice una prueba de intolerancia a la comida. Son baratas y pueden realizarse enviando un pedazo fino de pelo a un laboratorio, donde te asesoran sobre a qué comidas puedes ser intolerante o alérgica.

Puedes visitar a tu médico en España o en el país donde vives y pedir que te hagan una prueba de intolerancia al trigo y al gluten. Yo de hecho no tengo problemas con el gluten; lo que me causó el mayor dolor fue el trigo. Para un 83% de las mujeres con endometriosis es el trigo el mayor problema, no el gluten. Si encuentras que excluyendo el trigo de tu dieta no mejora tu periodo de dolor mensual, entonces sería útil tener comprobada tu sensibilidad al gluten.

Me dieron el consejo de evitar la soya o los productos relaciones con la soya a toda costa. Antes no tenía conocimiento de estas cosas. De hecho, no creo que mucha gente se dé cuenta de lo fuerte que es la soya para su cuerpo. Una vez leí en una revista que las mujeres de Japón habían tenido problemas con el periodo menstrual porque tomaban mucha soya. No obstante, después de leerla me comí un plato hasta arriba de nueces molidas con soya y bebí leche de soya, lo que acabó resultando en la hemorragia y el sangrado más fuerte en mi próximo periodo mensual. Estaba en shock. La soya es un producto estrógeno y necesita ser eliminada de tu dieta. Evita beber leche de soya, que es una alternativa popular a la leche de vaca inmediatamente. En su lugar, prueba la leche de coco o la leche de arroz o incluso la leche de cabra (que bien usa mi hijo), pero no la de soya.

La Hipoclorhidria

Hice una prueba en casa para comprobar mis niveles de ácido en el estómago, que es una condición llamada hipoclorhidria (HCL). Tener buenos niveles de ácido en el estómago es esencial para una buena salud, pero muchos analgésicos y fármacos pueden dañar nuestros conductos intestinales, creando problemas en la digestión. Sufrí mucha incomodidad, sentía una fuerte presión y mi estómago ardía tras cada comida. Mi médico de cabecera me dio comprimidos masticables para reducir el ácido, pensando que el dolor era debido a un exceso de éste, pero desafortunadamente, me hicieron sentir peor. Después me hicieron una Gastroscopia, en donde un tubo fue insertado a través de mi garganta, del grosor de tu pulgar, para inspeccionar mi esófago y mi estómago. Fue un método horrible y podría haber sido evitado con una simple prueba casera de HCL. Lo que creía que era acidez e indigestión debido a niveles alto de ácido en el estómago, fue de hecho completamente lo contrario, un síntoma de deficiencia de ácido en el estómago.

Cuando la comida en tu estómago alcanza un pH de 2 a 4, la válvula en el fondo del estómago (el esfínter pilórico) empieza a liberar lentamente los contenidos estomacales en el duodeno. Desde ahí, el pH sube y baja mientras viaja a través de los intestinos y hacia el otro extremo. Si desde el principio, el ácido de tu estómago no es suficiente, entonces todo, desde el estómago hasta los intestinos delgado y grueso están probablemente comprometido. Sin la suficiente cantidad de ácido en el estómago, tu cuerpo no puede deshacer ni triturar la comida que ingieres, por lo tanto no importa lo que comas, si probablemente no se va a triturar o absorber, no te beneficiarás completamente de sus propiedades nutritivas. Piénsalo así: masticar tu comida es el primer paso crucial para perfeccionar la digestión, y el ácido del estómago es el siguiente más importante.

Para llevar a cabo la prueba casera de Bicarbonato de Sodio para la Acidez Estomacal:

- Mezcla ¼ de cucharada de bicarbonato de sodio con 120 o 150 centilitros de agua fría como primera cosa por la mañana antes de comer o beber nada.

- Bébete la solución de bicarbonato de sodio.

- Cuenta cuánto tardas en eructar. Espera hasta cinco minutos como máximo.

Si tu estómago está produciendo la adecuada cantidad de ácido, será probable que eructes en dos o tres minutos. Eructar después de tres minutos indica niveles bajos de ácido. Si no has eructado en cinco minutos, entonces, podría ser un indicador de que tienes poco o ningún nivel de ácido clorhídrico en el estómago.

Esta prueba es un buen indicador pero quizás puedas querer probar más para confirmarlo o probar un complemento efervescente de hidroclorato de betaína en tu próxima comida. Admito que estaba un poco nerviosa acerca de tratar de complementarlo con estos comprimidos efervescentes. Creo que el nombre de 'ácido' me hacía sentir nerviosa. El hidroclorato de betaína viene en forma de cápsula para eludir el contacto con los dientes (para que no sean afectados) y a pesar de mi preocupación principal, reaccioné bien y perdí la presión, la carga y las sensaciones de inflación tras las comidas. También fui capaz de comer proteína más fácilmente, ya que antes, encontraba difícil digerir esas comidas. El hidroclorato de betaína también me ayudó a mejorar la función de los intestinos.

Durante los siguientes 9 años excluí el trigo y el azúcar de mi dieta e hice unos ajustes (denominada Dieta para la Endometriosis) que funcionaron realmente bien para mí. De vez en cuando, si comía trigo sin darme cuenta, sentía de inmediato calambres de estómago y dolor, que podían llevar de 2 a 3 días para desaparecer.

Mis periodos menstruales se volvieron mucho más manejables con el paso del tiempo, sin coágulos y con menos sangre. Las cosas parecían ir bien; empecé mi propio negocio inmobiliario y a socializar de nuevo. Incluso aunque todavía sufría de cansancio y fatiga crónica, era un completo alivio el estar libre de dolor.

Capítulo 7 –

Características de la Mujer con Endometriosis

* * *

La diferencia entre una persona exitosa y otras que no lo son, no es una falta de fuerza ni de conocimiento, sino de voluntad
- Vince Lombardi

Así que, ¿cómo sobrevive una mujer con

endometriosis en el mundo real? ¿Cuáles son las características de una mujer con endometriosis?

Las mujeres con esta debilitante condición pueden mostrar algunas características de comportamiento y de tipo de personalidad comunes. Desde mis observaciones sobre mí misma y de las demás mujeres con endometriosis, descubrí que pueden ser ferozmente leales, estoicas, determinadas, fuertes, atentas de por vida, y a menudo grandes triunfadoras. Invariablemente tienen fuertes constituciones mentales (tienes que soportar la severidad y la naturaleza del dolor prolongado de la endometriosis) y a menudo piensan en otras personas antes que en sí mismas. Son empáticas hasta el punto de perderse a sí mismas; también son pensativas y amables. Algunas mantienen altas posiciones de responsabilidad, que pueden exigir mucho de ellas, mental y físicamente. Prefieren operar desde una posición de control, perfeccionismo y sentido del orden, el cual es a menudo reflejado en su vida personal. Se ha dicho que las mujeres con endometriosis mantienen sus sentimientos verdaderos 'muy dentro de sí mismas, en su interior'.

A pesar de no estar bien y sufriendo un dolor constante, las mujeres con endometriosis pueden echar mano de sus glándulas adrenales para empujarse a sí mismas en sus vidas. El aprovechar las glándulas adrenales les permite tener una energía fenomenal cuando la necesiten para anular el dolor y la fatiga. Poco saben acerca de cómo las glándulas adrenales se compensarán en exceso y de cómo la producción continua de cortisol (una hormona del estrés) agravará la endometriosis incluso más, porque negará al cuerpo cualquier progesterona que pueda estar disponible.

Un desequilibrio hormonal puede ser intensificado ya que el cuerpo, de forma regular, está usando en exceso el mecanismo natural de 'lucha o huída' diseñado para ser usado sólo en emergencias y en situaciones que amenazan la vida. Esta característica, más los contaminantes en el aire, una dieta pobre, deficiencias nutritivas y las dominación de estrógenos, explican por qué las mujeres con endometriosis se encuentran a sí mismas experimentando fatiga crónica, cansancio y cada vez más condiciones autoinmunes. El cuerpo de una mujer no está diseñado para el constante tirón que provoca este esteroide. Una consecuencia muy grave de esta acción es el cese total de la función ovárica, que promueve una mayor dominancia de estrógenos, que es la fuerza que realmente está tras la endometriosis.

A pesar de las consecuencias inminentes, las mujeres con endometriosis, interesantemente a menudo elijen carreras y oficios que demandan excelencia, perfección, competencia, largas horas de trabajo y grandes posibilidades. A menudo llegan muy lejos en su trabajo y carreras. Su trabajo y cuidado de otros se convierte en una 'salida' o distracción, porque prevalece una sensación de descontrol ante las enfermedades. Cuanto más fuera de control estemos con nuestros propios cuerpos, más podemos conducirnos a nosotros mismos hacia trabajos más difíciles, resultando en expectativas altas e irreales sobre nuestro rendimiento.

Esta es la prueba por la que algunos expertos en personalidad llaman a la endometriosis la 'enfermedad que huye' o el 'útero errante'. Las mujeres con endometriosis huyen de enriquecerse a sí mismas y a su feminidad. Hacen esto mediante el mantenerse ocupadas y vivir una vida de mucha presión, enfocándose más en sus familias, amigos y trabajo que en sí mismas.

Muchas mujeres crecen en una cultura que animan esta conducta 'desinteresada'. En ocasiones podemos sentirnos culpables incluso al pensar sobre ponernos por arriba de otra persona. La verdad es que esta fachada de pensar como una súper mujer, tanto como la fuerza física, viene de que nosotras, como mujeres que sufrimos de endometriosis, nos creemos más débiles a causa de nuestra enfermedad.

La metáfora de la 'mascarilla de oxígeno' es apropiada para mujeres con endometriosis. En un avión, oirás a una azafata decir que te coloques a ti misma la mascarilla de oxígeno antes de ayudar a otra persona. Aunque esto puede parecer contra intuitivo, nadie puede ayudar a otro si se ha quedado sin oxígeno o está inconsciente. Es muy fácil para una mujer con endometriosis estar 'ahí fuera' y convertirse en la responsable de los demás. Podemos acabar como las que cuidan, las que tienen a la gente contenta, las que ayudan, las que hacen favores y las adictas al trabajo, para que así podamos inconscientemente evitar preocuparnos por nosotras mismas.

Aunque nuestros cuerpos están diseñados para soportar pequeñas ráfagas de estrés, los periodos prolongados pueden ser perjudiciales para nuestra salud. Igual de importante, si una mujer está haciendo un trabajo sin significado ni propósito, o lejos de la gente con la que se siente a salvo y en la que puede confiar, sus niveles de estrés se activarán.

Cuando una mujer no recibe empatía o compasión para el dolor y sufrimiento de su endometriosis, se produce una gran incertidumbre en su vida y los niveles de estrés son activados. Vivir en un entorno 'tóxico', por ejemplo vivir con vecinos enojados o al lado de una carretera ruidosa y contaminante, puede tener un impacto en la salud de una mujer. Cuando el cuerpo se estresa, el cortisol, que es la hormona del estrés, es liberada en el corriente sanguíneo, la cual suprime el sistema inmunitario. Cuando las mujeres están emocionalmente estresadas y aisladas están más propensas a las infecciones y hacia las enfermedades. La enfermedad, en nuestra sociedad, es un reflejo de nuestras vidas, nuestro entorno y la cultura en la que vivimos.

Fui lo suficientemente afortunada de poder trabajar con Suzy Grieve, quien es una mentora personal, autora de libros como El Gran Salto o La Gran Paz, y editora de una Revista de Psicología en el Reino Unido. Sus enseñanzas y su filosofía empezaron a abrir mi mente al concepto al que ella se refirió como 'mi relación con mi cuerpo'. En definitiva, en ese momento, no tenía una. Veía mi cuerpo como un recipiente para transportar mi cabeza. Una cabeza que continuamente reprendía, corregía, criticaba y apilaba ansiedad sobre todo. Suzy introdujo la idea de que nuestro cuerpo siempre está intentando comunicarse con nosotros pero que muchos nos hemos desconectado de él. Cuando ignoramos nuestro cuerpo, éste te 'grita' con dolor. Con nuestros ocupados estilos de vida, pasamos menos tiempo escuchando a nuestro cuerpo. Suzy también me presentó a la noción de preguntarme a mí misma: "¿A quién te 'duele' ayudar?", "Quién es 'doloroso' en tu vida", y "¿Quién agota tu energía?".

¿Has oído la parábola sobre la 'rana en la cazuela'? Si metes a una rana en una cazuela de agua caliente saltará de ella inmediatamente para escapar del peligro. Por otra parte, si metes a la misma rana en una cazuela de agua fría y entonces la calientas lentamente hasta el punto de ebullición, la rana se 'hervirá' hasta morir. La temperatura aumenta gradualmente y casi imperceptible, tanto que la rana no se da cuenta de que va a hervir hasta morir.

Esto fue algo que, involuntariamente, sucedía en mi vida. Estaba siendo 'hervida' viva; aunque, en ese entonces no era muy consciente de ello.

Capítulo 8 –

Cuando la Dieta para la Endometriosis Dejó de Funcionar...

* * *

Lo que yace tras de nosotros y lo que yace ante nosotros, son cuestiones mínimas comparadas con lo que yace dentro de nosotros
– Ralph Waldo Emerson

Avance rápido hasta 9 años después de haber empezado la Dieta para la Endometriosis, cuando en 2010 terminé en la sala de accidentes y urgencias del hospital local revolcándome en un dolor insoportable. Aunque los cambios en la dieta para la endometriosis y la eliminación del trigo aportaron una reducción significativa a mi dolor y a mis ciclos menstruales durante muchos años, de repente eso no era suficiente. Algo iba terriblemente mal y no sabía el qué.

Tenía 43 años cuando la endometriosis se desencadenó por segunda vez. Era consciente de una cantidad de estrés que crecía cada vez más, que se construía sobre mi trabajo y mi vida personal, y con eso mi pelvis se sintió cada vez más incómoda en los últimos 6 meses. Me di cuenta de las muchas presiones que en ese momento de mi vida decía que 'vampirizaban mi alma', y me hacían sentir que 'caminaba sobre arenas movedizas' cada día. Estaba decepcionada de estar de vuelta en el hospital. ¿Por qué la Dieta para la Endometriosis dejó de funcionar?

Estaba en tan agonizante dolor que los médicos me prescribieron dosis dobles de morfina, además de 36 analgésicos al día. El dolor mantenía su intensidad ácida y palpitante, nada de lo que me dieron los médicos redujeron el dolor. Cada mañana, durante los 15 días que estuve en el hospital, el doctor bailaba en la sala con los de su entorno, miraba las notas en el portapapeles durante unos 3 minutos, contemplaba a ese 'cuerpo en una cama' que era yo, y me prescribía todavía más analgésicos o antibióticos.

Después de unos días, cuando se volvió obvio que las medicaciones no funcionaban, dejé en secreto de tomar los analgésicos que las enfermeras me estaban dando. Me tomaba los comprimidos, esperaba hasta que las enfermeras se hubiesen ido, y luego, los ponía en mi bolso. Necesitaba tener la cabeza clara. Necesitaba pensar, necesitaba averiguar qué hacer. Estaba asustada y el dolor se estaba intensificando y no reduciendo, y todavía permanecía en el hospital después de 12 días. Los analgésicos no hicieron diferencia alguna respecto al dolor, sino que empezaron a causarme efectos secundarios, como dificultad respiratoria y eczemas. Pregunté sobre retirar la morfina también, la cual no había hecho nada para aliviar el dolor sino que me hacía querer vomitar continuamente (después aprendí que esto es un efecto secundario común y que deberían haberme dado inyecciones contra sus efectos). Las enfermeras, las heroínas olvidadas de los hospitales, fueron un apoyo maravilloso y de hecho se disculpaban de la arrogancia de algunos médicos y asesores. Una enfermera incluso me animó a seguir recibiendo la morfina para que finalmente entendiesen lo enferma que estaba. Pero yo no lo haría. Los fármacos sólo estaban añadiendo más a los problemas que mi cuerpo estaba experimentando.

Luchando por ser Creída

Después de que mi cabeza estuvo libre de analgésicos y de morfina, insistí en hablar con el jefe del departamento de ginecología. Conseguí convencerlo de que había algo seriamente equivocado. La misma tarde, me llevaron en silla de ruedas hacia el quirófano para una laparoscopía. A pesar de los anteriores rayos X, escaneos de MRI, escaneos abdominales y transvaginales, que no mostraban ningún signo de quistes, endometriosis o adherencias, la laparoscopia confirmó la evidencia de todos ellos. Previamente a esta validación, los médicos habían estado diciendo que no podían ver nada así que no debían haber nada. Este es un problema común en mujeres con endometriosis. Tienen un dolor crónico debilitante, pero no hay pruebas sanguíneas que validen esta condición. Los escáneres o los rayos X no mostraban nada. Así que en vez de que la profesión médica crea en el dolor de la mujer, se le hace sentir que es hipocondríaca y 'se lo imagina'. Esta creencia todavía continua en la mente de algunos profesionales incluso hoy día. Ya es suficiente carga el sufrir tanto dolor para las mujeres, para tener que luchar todavía para que te crean. Esto puede destruir el alma.

Lamentablemente, me desperté de mi cirugía todavía con dolor. Las enfermeras compartieron conmigo que las notas en mi archivo decían que habían encontrado 8 quistes chocolate y fluido de sangre endometrial en mi pelvis. Este 'derrame' era la causa del dolor. La sangre ardiente de un quiste había estallado y vaciado sus contenidos sobre mi útero, ovarios, intestinos y vejiga. No es de extrañar el por qué estaba en tanto dolor. A pesar de lo temporalmente satisfactorio que era tener una confirmación de que no me estaba volviendo loca, pronto me di cuenta de que me acababan de abrir en canal, ¡pero no habían hecho nada! El cirujano me abrió y me cosió de nuevo SIN eliminar ninguno de los quistes ofensivos o los líquidos. Estaba angustiada – y todavía en dolor crónico.

Me dijeron que me enviarían a otro especialista y recibiría otra operación. Me dieron de alta ese mismo día sin nada más que analgésicos. Me dijeron que debería esperar 12 semanas en el Servicio Nacional de Salud (SNS) para ser vista por un ginecólogo. ¿Qué iba a hacer entretanto? Nadie tenía respuestas. Simplemente esperaban de mí que 'lo aceptara y lo me callara'.

Cuando llegué a casa, mis hijos estaban muy afligidos al verme sumida en tanto dolor. Mi hijo y mi hija lloraban al verme casi morir de dolor en el suelo del lavabo durante los siguientes días. Mi marido trabajaba fuera de casa, así que yo era totalmente responsable de mis hijos y de mí misma. No tenía a nadie a quien llamar. Intenté de veras poner una cara 'valiente' por el bien de los niños, pero era difícil cuando el dolor venía y te agarraba desde la nada, llevándose tu respiración. O peor, hacerte gritar sin esperarlo y doblarte de dolor.

Mi médico local me sugirió que me pasara a la práctica privada para hacer más rápido el proceso, si me lo podía permitir económicamente. En el Servicio Nacional de la Salud la lista de espera era de 12 semanas para ver a un especialista y después hay que esperar otras 9 semanas para tener la operación. Un total de 21 semanas (unos cuatro meses) antes de que pudiese ser liberada de este dolor. Sin embargo, ¡cuando me pasé a la práctica privada pude ser capaz de ver al especialista y recibir la operación en tres días!

Me costó miles de libras de mis ahorros, pero a la siguiente semana tuve una escisión radical en el abdomen y una cistectomía para eliminar todos los depósitos endometriales, quistes y adherencias. Lo vi como si yo fuese un coche que se esfumase después de sus 10 años de servicio. Pensé que me iban a poner en silla de ruedas, abrirme en canal, 'limpiarme', coserme y recuperarme, como nueva, en unas semanas.

Entonces Me Empeoré y Empeoré...

Seis semanas después de la operación privada, y aunque el dolor del ácido se fue, empecé a desarrollar nuevos síntomas perturbadores así como dolor. Estaba preocupada con un nuevo dolor punzante y profundo, similar a las contracciones y presión en mi bajo abdomen. Le escribí un email al especialista y me aseguró que debía 'darle tiempo' ya que probablemente sería el mismo cuerpo todavía curándose. Después de 10 semanas, no me sentía mejor. Empezaba a sentirme angustiada y estaba empeorando y empeorando, sin mejoría. Este nuevo dolor seguía intensificándose y se sentía como que estaba a punto de dar a luz en cualquier momento. Sentía esta sensación de 'empuje' y dolor punzante en mi vagina. Estaba realmente asustada. Todo el dinero gastado, mi negocio en un limbo y sin cobrar nada. Era incapaz de trabajar o de cuidar de mis hijos. Me encontraba cada día con un dolor cada vez más mayor y pasaba la mayoría de los días en casa, en cama. No sabía qué sería de mí.

Mientras los síntomas progresaban, le escribí al especialista una y otra vez. Me informó que pensaba que había desarrollado otra condición llamada adenomatosis; y empezó a hablar de inmediato acerca de la histerectomía. Estaba horrorizada de que empezase a hablar de inmediato a cerca de una histerectomía y no explorase otras opciones. Insistí en que me hiciesen una validación que dijese que tenía esta nueva condición, pero me dijo que eso sólo se podría hacer mediante un escáner MRI. Decidí que me financiaría mi propio escáner MRI, después de que me dijeron que tenía que esperar otras 12 semanas en el NHS. La adenomatosis puede ser a menudo clasificada o malinterpretada con la endometriosis, y puede causar un fuerte dolor pélvico e irregularidades menstruales. La adenomatosis ocurre cuando los nódulos, o nudos del tejido endometrial se desarrollan y crecen dentro de las finas paredes de los músculos profundos del útero. Tristemente, el MRI confirmó que la endometriosis todavía estaba en mi pelvis y la endometriosis era evidente, así que también tenía la añadida complicación de ésta.

Extracto de mi Diario
Viernes 29 de Abril de 2011, 01:02 AM

"Estoy sentada aquí, en la cocina, llorando y sollozando. Me siento tan tremendamente depresiva, solitaria, completamente sola y con un gran y gordo sentimiento de fracaso. Me siento muy débil. Mi estómago se encuentra con mucho dolor. Me siento muy asustada y depresiva. ¿Por qué todavía sigo enferma? Ya han pasado cuatro meses. No veo que haya una luz al final del túnel. ¿Qué será de mí?, me pregunto. ¿Que será esto? Estaré enferma, con dolor, revolcándome y doblándome, con una bolsa de agua caliente pegada a mi vientre, ¿para siempre? Atada a la casa y a la cama, como un pájaro mascota y socialmente recluida. Estoy harta de hacer planes y tener que cancelarlos. Estoy cansada de tener que dar excusas a la gente, y tener que intentar explicar el dolor. Lo impredecible de la endometriosis es tan fuerte, y aun así, ¡la gente a la que veo me sigue diciendo que me veo bien! Me hace querer gritar. No quiero sonar como que me doy pena a mí misma, sino que pongo una cara valiente y finjo que mi endometriosis no me está desgarrando por dentro. Estoy encontrando que es más fácil fingir que estoy bien. Puedo ver a la gente pensando, "¿se lo estará solamente imaginando?". ¡¿Cómo es posible que imagine esta pesadilla viviente?! Nadie se imagina esto. ¿La gente de verdad piensa que alguien elegiría la existencia por la que estoy pasando ahora mismo? Así es como lo siento, 'una existencia'. Es una gran lucha el superar cada hora, ni hablar ya de cada día. Seguía teniendo la esperanza y rezaba por una salida; por alguien que me ayudase. Seguro que tiene que haber otro camino, otro que la arraigada 'cura' llamada histerectomía. Una histerectomía no es una cura, sino un modo por el que la oreja del ginecólogo se libre de ti… Me sentí perdida en un oscuro y desmedido laberinto, asfixiándome en el ciclo de la máquina de la medicina…"

La sugerencia del doctor de realizar una histerectomía me parecía extremo. Lo que era obvio para mí, sin embargo, era que una vez que mi útero y mis ovarios fuesen eliminados a través de una histerectomía, nunca más me mandarían al departamento de ginecología, porque todas las 'partes' de las que se encarga la ginecología serían eliminadas. Sentía que estaba pasando por la cinta transportadora de la máquina de la medicina para ser procesada como un producto, no como una persona. Todavía más importante, una histerectomía no es una cura para la endometriosis, ¿eso lo sabía el doctor?

Era hora de encontrar otras opciones que quizás estaban a mi alcance.

Wendy K Laidlaw

Capítulo 9

Efectos Secundarios de la Cirugía

* * *

La esperanza florece eternamente – Alexander Pope

E ra como volver a empezar. Me tomé el tiempo
para reexaminar lo que podría haber salido mal y dónde me
encontraba en ese momento. Eché otro vistazo a los
tratamientos hormonales que me ofrecían y a cualquier otra
cosa que la máquina de la medicina pudiera ofrecerme a
través de tratamientos quirúrgicos, y parecía haber una larga
lista de efectos secundarios.

De lo que llegué a darme cuenta, fue de que la cirugía no era
la solución rápida que esperaba. De hecho, debería haber sido
la última opción, y sólo después de haber investigado el
procedimiento, para entender los riesgos y los efectos
secundarios que pudieran producirse, y también debería tener
una larga conversación con el cirujano. Por ejemplo, he
aprendido que antes de cada operación, tu abdomen es
cubierto con una substancia anestésica que es utilizada para
intentar esterilizar el área de incisión. Esta substancia puede
ser tóxica para nuestras mitocondrias (las cuales son los
pequeños paquetes de energía dentro de nuestras células).
Cuando nuestras mitocondrias tienen substancias tóxicas
inhibiendo su función, nuestros cuerpos son menos capaces
de funcionar correctamente y pueden desarrollar fatiga

crónica. Después, durante la operación, el abdomen es inflado con dióxido de carbono para que el cirujano pueda tener un mejor acceso con los instrumentos. Estas dos sustancias solas pueden añadir más estrés tóxico a un cuerpo ya enfermo.

He aprendido que la endometriosis puede causar graves inflamaciones en la cavidad pélvica, que terminan por formar un tejido cicatrizado, conocido como adherencias. Estas adherencias pueden compararse a la delgada y blanca piel que puede verse en las pechugas de pollo. Cuando se forman, pueden impedir que los órganos del área pélvica se muevan y causar que se peguen, lo que se llama una 'pelvis congelada'. Y las operaciones pueden causar más adherencias...

La endometriosis puede crecer en las capas del tejido e interferir con las terminaciones nerviosas. Quizás experimentes lo que puede parecer ser un dolor que no viene de ninguna parte, pero puede irradiarse hacia la espalda, las piernas, o la vulva. Los tejidos y los quistes quizás se puedan llenar con líquido, el cual se derrama sobre los órganos, causando irritación y un dolor crónico y agudo. Las operaciones también irritan las terminaciones nerviosas y los órganos...

Cuando nuestro cuerpo tiene una lesión de cualquier tipo, las prostaglandinas son liberadas en esa área para atacar al 'enemigo' que está ofendiendo al cuerpo, activando una respuesta inflamatoria. Este proceso perpetúa el dolor continuo y prolongado que padece una mujer con endometriosis. La inflamación todavía permanece igual después cualquier operación, pero además, éstas la agravan.

Vamos a echar un vistazo a la gama de operaciones invasivas que a día de hoy se ofrecen a las mujeres con endometriosis.

Diagnóstico de Laparoscopia
Un diagnóstico de laparoscopia se utiliza para confirmar la sospecha de endometriosis y para evaluar la gravedad de la

enfermedad. Durante una operación de laparoscopia, el cirujano determina el número, tamaño y localización de los implantes endometriales y las adherencias: si acaso pueden ser vistos. En teoría, se espera del cirujano que drene cualquier quiste, y que corte, queme o separe cualquier adhesión, pero esto no siempre sucede. Algunos cirujanos simplemente confirman que en efecto, hay endometriosis, y acto seguido terminan la operación sin eliminar los implantes endométricos.

El procedimiento quirúrgico del 'ojo de la cerradura' implica una pequeña incisión en el abdomen e insertar un pequeño y fino tubo óptico con una válvula, llamado un 'Trocar'. La laparoscopia viene equipada con unas pequeñas lentes telescópicas, que permite al doctor ver el útero, los ovarios, las trompas y el peritoneo (que cubre la pelvis) en una pantalla.

Aunque una laparoscopia es considerada una cirugía conservadora, los efectos secundarios y los riesgos que conlleva son muchos, y el llevar a cabo cualquier operación debería tomarse en serio. El láser, del que se espera que queme y corte las adherencias, puede a veces alcanzar la vejiga, los intestinos, el útero, los ovarios, las trompas de Falopio y la pared abdominal, causando graves efectos secundarios a largo plazo.

Otro gran problema es la reaparición de adherencias y de quistes después de la operación. Como el cuerpo ha sido abierto y los órganos internos se han movido, cortado y quemado, la inflamación y el proceso de curación empiezan de nuevo en el cuerpo. Esto significa que las adherencias que acaban de ser cortadas, pueden crecer de nuevo como una necesidad natural del cuerpo de querer repararse. El círculo vicioso continúa entre operaciones, adherencias, operaciones, adherencias y operaciones, adherencias. Dicho claramente: la endometriosis causa adherencias y las operaciones también.

Leí acerca de una mujer que tuvo 26 operaciones para su endometriosis, y no sólo no la ayudaron, sino que la empeoraron. Una operación es muy dañina para un cuerpo que ya está bajo inflamaciones y estrés

Laparotomía

Una laparotomía es una operación en la que el cirujano hace una gran incisión en el abdomen. En algunos casos una laparoscopia se puede convertir en una laparotomía si ocurren complicaciones y el cirujano necesita un amplio espacio para solucionarlas.

Ablación y Extirpación en la Laparoscopia

Las ablaciones y las extirpaciones en la laparoscopia suceden cuando el cirujano pasa tiempo eliminando, raspando y cortando los depósitos endometriales, las lesiones, los quistes o las adherencias que puede ver. Sin embargo, la operación no previene o limita que las lesiones y los síntomas se repitan. La operación es una experiencia traumática para el cuerpo, y la reaparición de las adherencias puede ocurrir en cuestión de semanas. Como añadido, pueden haber daños en la vejiga o los intestinos, o disfunción ovárica.

Neurotomía Pre Sacra (NP)

La neurotomía es un procedimiento mediante el cual el cirujano corta los nervios que transmiten el dolor que va desde tu útero hasta tu cerebro. El cirujano tiene que abrirse paso y cortar a través de varios vasos sanguíneos. La evidencia sugiere que la NP conlleva un alto riesgo, es incompleta y está sujeta a la controversia.

Ablación Laparoscópica de los Nervios Uterinos (LUNA)

La ablación de los nervios uterinos ocurre cuando el cirujano corta los nervios útero sacros del sistema simpático y para simpático, que son los que transmiten el dolor del útero hasta el cerebro. La evidencia sugiere que LUNA lleva consigo un alto riesgo, es incompleto como la NP y es sujeto controversia.

La Operación Da Vinci (Robot)

La cirugía robótica Da Vinci la lleva a cabo un robot. El simple hecho de que una máquina, en vez de un ser humano, lleve a cabo la operación, significa que conlleva un riesgo mayor. Los efectos secundarios pueden ser devastadores y puede que hayan lesiones de por vida por las complicaciones en la cirugía, que incluyen quemaduras, filtraciones y otros problemas.

Sentía que había llegado a un callejón sin salida, a un camino en el que ya no había hacia donde avanzar. ¿Qué podía hacer? Todavía me encontraba en un dolor insoportable. Era incapaz de salir de casa, de jugar con mis hijos o de ir a trabajar, y mis clientes se estaban pasando a nuevos negocios. Muchas, si no es que todas, de las opciones de tratamiento médico que me ofrecían parecían bárbaras y tenían horribles efectos secundarios. Gasté miles de libras probando la ruta de la ablación por laparoscopia y la de la extirpación quirúrgica, pero fallaron. El cirujano me aseguró que todas las adherencias, quistes y depósitos endometriales serían eliminados y que pronto estaría recuperada. Pero empeoré en cuestión de semanas tras la operación, no mejoré. ¿Qué demonios estaba sucediendo en mi cuerpo?

Me encontré a mí misma luchando sin fin contra mis viejas creencias, las que decían que la medicina era mi única opción y que ellos tenían que 'arreglarme'. Sin embargo, me di cuenta de que para la 'máquina de la medicina' yo era simplemente un número y alguien a quien procesar. Las opciones que me daban, de hecho, no parecían opciones en absoluto, sino una sentencia de por vida a la dependencia de analgésicos, fármacos hormonales y cirugía. No tenía la sensación de que fuesen como una vida para mí.

Wendy K Laidlaw

Capítulo 10 –

La Farsa de la Histerectomía

* * *

Dios me concedió la serenidad para aceptar las cosas que no puedo cambiar, el coraje para cambiar las cosas que puedo, y la sabiduría para conocer la diferencia
- Plegaria de la Serenidad

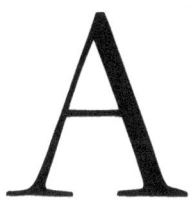unos 20 millones de mujeres en los Estados

Unidos, les han realizado una histerectomía antes de alcanzar los 60 años, aproximándose un tercio de todas las mujeres han recibido una. La histerectomía es el segundo procedimiento quirúrgico más frecuentemente realizado cada año en Estados Unidos y aproximadamente a unas 55.000 en el Reino Unido. Claramente, las histerectomías son un GRAN negocio en Occidente.

Después de que una mujer con endometriosis alcance una cierta edad o haya tenido hijos, la sugerencia más común por parte de los médicos es que reciba una histerectomía. Y sin embargo, sólo unas cuantas se cuestionan la validez y la necesidad de esta operación. Tu útero es mucho más que una 'bolsa para bebés', cómo a algunos médicos les gusta llamarlo. Una operación de histerectomía es la eliminación de los órganos sexuales de una mujer (lo equivalente a eliminar los testículos y el pene del hombre): castración femenina, y causa daños al cuerpo para toda la vida.

En su libro 'La Farsa de la Histerectomía', el Doctor Stephen West dice que sólo un 2% de las histerectomías están justificadas; generalmente en el caso del cáncer. El útero es un órgano importante que proporciona hormonas para prevenir las enfermedades de corazón y la osteoporosis; el adelgazamiento de los huesos. Una histerectomía **NO** es una cura para la endometriosis, ya que cualquier depósito o lesión endometrial que pudiese estar en la cavidad abdominal, quizás siga allí después de que el útero se haya eliminado.

Nora W. Coffey, la creadora de la Fundación de los Recursos y Servicios en Educación de Histerectomía (HERS) y autora del libro llamado 'La Palabra H', ofrece consejo e información gratuita para las mujeres que consideran una histerectomía. Nora ha reunido pruebas durante 10 años acerca de los efectos secundarios de tener una histerectomía, y clama que al menos hay 170 síntomas diferentes. Fui muy afortunada de poder hablar personalmente con Nora y me informó acerca de todos los riesgos. Era bastante difícil ignorarlos y seguir a ciegas.

Se me hizo evidente que a pesar de la enorme presión por parte de mi pareja y por parte de los médicos para realizarme una histerectomía, esa no era una opción para mí. Aunque un día casi cedí. El dolor, cada vez mayor, se había convertido en inaguantable. Sollozaba y me angustiaba, desesperada por una salida. No podía soportar más el dolor. En un momento impulsivo, traté de llamar al hospital para organizar la histerectomía. No quería una, pero no se me presentaban otras opciones. La línea telefónica daba tono, tras tono, tras tono. Normalmente es un teléfono que es atendido inmediatamente por un eficiente equipo de secretarias. Afortunadamente para mí ese día, no contestaron a ninguna de las ocasiones en las que llamé. Una hora después recibí una llamada telefónica de Dian Shepperson Mills, la nutricionista y autora del libro 'Endometriosis: Una Guía para Curar A Través de la Alimentación'. Había estado tratando de contactar con ella durante unos días y tan pronto como le expliqué mi situación, me aseguró que me mantuviese firme. Dian reiteró el daño permanente que causa una histerectomía, me aconsejó que yo tomara el control y que reexaminara unas cuantas partes de mi vida que la operación no iba a curar. Mi madre nunca fue la misma después de su operación y hablaba de cuánto lamentaba haberla llevado a cabo. Le estaré agradecida para siempre a Dian por telefonearme ese día y salvar mi útero.

Una histerectomía quizás pueda 'parecer' una solución tentadora, pero no lo es. Los muchos y graves efectos secundarios rara vez son explicados a las mujeres. Igualmente, las mujeres que han padecido una histerectomía, invariablemente fallan en darse cuenta de que la aparición de nuevos síntomas y problemas que experimentan tras la operación, son debido a la eliminación de sus órganos sexuales más importantes.

Tras aprender acerca de la importante estructura del útero y de su posición en el cuerpo, me di cuenta de por qué una histerectomía causaría nuevos síntomas:

Útero – El Corazón del Sur

El útero está situado en el corazón de la pelvis y a veces se refieren a él como al 'corazón del sur'. Está posicionado entre la vejiga y los intestinos y los mantiene separados. La eliminación del útero desplaza estos órganos. Imagina una estructura arquitectónica cuidadosamente diseñada, y la parte de en medio se quita. Las zonas de alrededor se desplazarían y se moverían. Hay tres ligamentos que se cortan, los cuales mantienen el útero en su lugar y lo conectan con el cuello uterino, el suelo y las paredes de la pelvis. Estos ligamentos contienen terminaciones nerviosas que son sensitivas al movimiento y desempeñan un papel en el dolor pélvico, si son contorsionadas por las adherencias

El útero es asociado como el órgano donde el bebé crece, y desafortunadamente, muchos doctores sólo ven este órgano para ese propósito; algunas veces refiriéndose a él como una 'bolsa para bebés'. A lo que cubre el útero se le llama endometrio y proporciona la nutrición que requiere un bebé en crecimiento. En el fondo del útero se encuentra el cuello uterino, que es un pasaje que conduce a la vagina, permitiendo la expulsión de flujo menstrual y la toma de esperma. Cuando la endometriosis está en el cuello uterino puede causar dolor al contacto y sensibilizar la zona. Durante el sexo, cuando el pene es introducido en la vagina, a menudo hace contacto con el cuello uterino, lo que causa dolor o incomodidad durante el sexo y en algunos casos, sangrado.

Algunos médicos fallan en darse cuenta de la significativa importancia de los órganos sexuales femeninos y a menudo sugiere su eliminación a través de una histerectomía, como una forma de 'cura'. Sin nuestro útero no seríamos capaces de experimentar un orgasmo uterino femenino – es el equivalente de eliminar el pene y los testículos de un hombre. La vagina es dañada, provoca incontinencia urinaria, adelgazamiento de los huesos, enfermedades de corazón y aumento de peso, que son consecuencias comunes cuando el útero es eliminado. Vale la pena repetir que una histerectomía NO es una cura para la endometriosis, no obstante, es apetecible para los médicos anunciarnos la idea de poder eliminar este 'problemático' órgano. Cualquier lesión en el abdomen a causa de la endometriosis, todavía continuará creciendo, se derramarán y sangraran en respuesta al estrógeno en el cuerpo. Nora Covey mencionó en su libro cómo su cuerpo era incapaz de flotar en la piscina y cómo se volteaba hacia un lado, después de que su útero fue eliminado. Éste era un órgano al que vale la pena aferrarse por muchas razones.

Ovarios
Dos ovarios, con forma ovulada y del tamaño de dos uvas grandes, están colocados a ambos lados del útero y acoplados

a las trompas de Falopio, que conducen al útero. Los ovarios son responsables de la producción de estrógeno y de progesterona, que son las dos hormonas principales que están implicadas en la maduración del sistema reproductivo de una mujer y de los cambios cíclicos en el endometrio. La eliminación quirúrgica de los ovarios (ooforectomía u ovariectomía) junto con el útero, resulta en que la mujer es arrojada a la menopausia inmediata, que puede ser muy grave y angustiosa, consistiendo en sofocos, huesos frágiles y HRT. La tasa de efectos secundarios es alta, con el riesgo de muerte siendo de 1 por cada 1.000 mujeres.

La Vejiga

La vejiga es un órgano muy sensitivo que está situado encima del útero. La uretra es un tubo pequeño que se conecta desde los riñones hasta la vejiga. Algunas veces, debido a las adherencias y los depósitos de la endometriosis, el tubo puede doblarse o enredarse, que a su vez causa dolor en los riñones, situados en la región de la zona lumbar. La presión o la urgencia por orinar también pueden ser desencadenadas cuando las lesiones por endometriosis tienen que ver con la vejiga. Muchas mujeres experimentan una incomodidad cada vez mayor en su vejiga y mayores infecciones después de una histerectomía. Esto puede deberse a que quizás el cirujano haya tocado o agravado la vejiga o los intestinos durante la operación, y/o porque después de la histerectomía la vejiga reposa encima de los intestinos, donde el útero antes los separaba. Algunas mujeres pierden toda la sensación en la vejiga durante días o durante más tiempo después de pasar por la cirugía y requieren de una sonda. Esto puede ser particularmente angustioso para las mujeres las cuales nunca recuperan la sensación en su vejiga. El hecho de cortar las terminaciones nerviosas y los ligamentos, causa todavía más trauma y sensibilidad a la vejiga y a los intestinos.

Los Intestinos

El intestinos, (al que también se le conoce como tripas), es otro órgano en el que el tejido endométrico puede implantarse a sí mismo. El intestino es un largo y musculoso conducto que forma parte de tu tracto digestivo. El intestino comprende desde la parte baja de tu estómago, pasando por el intestino delgado y el grueso, hasta el recto o el ano. Un alto porcentaje de mujeres con endometriosis, sufren de síntomas intestinales. Pueden incluir, sin ser exclusivos, dolor durante los movimientos intestinales, cambios en el color de las heces, sangre en las heces, resfriados y diarrea. Las adherencias se pueden envolver alrededor de los intestinos, si el cirujano hace contacto con el intestino o lo 'rasga' durante la cirugía, éste también puede quedar afectado y su sensibilidad puede ser incrementada.

Muchos de los efectos secundarios de las histerectomías son irreversibles y causan daños para toda la vida. Nora Covey y Dian Shepperson Mills me recordaban a menudo las consecuencias, mientras luchaba por cómo seguir adelante. Me dijeron cómo la histerectomía puede causar incontinencia en la vejiga (el útero, que se situaba entre la vejiga y los intestinos, ya no está) y una pérdida de orgasmos uterinos (no puedes tener un orgasmo si no hay útero). También me dijeron cómo, durante la operación, la vagina se ve reducida cuando el cuello uterino y el útero son eliminados, y cómo la parte de arriba de la vagina es cosida; teóricamente, la convierten en un 'bolsillo' que se puede prolapsar (ponerse del revés). Una vez que el útero y los ovarios son eliminados, el cuerpo es arrojado a una menopausia inmediata. Aunque no hay sangrado menstrual, cualquier endometriosis que todavía está en tu cuerpo, seguiría creciendo. Los ovarios, incluso si se dejan durante una histerectomía (ooforectomía), recibirían un suministro de sangre muy reducido, debido al corte de vasos sanguíneos y de nervios. En un plazo de dos años aproximadamente, otra operación se requeriría para eliminarlos.

Me di cuenta de que aunque estuviese impaciente por ponerme bien, una histerectomía era como saltar de la freidora al fuego. Mi madre tuvo una histerectomía y nunca volvería a ser la misma después de ella. Veía que no habían remedios rápidos como una opción medica; meramente estaría cambiando un conjunto de síntomas por otros. Si mis importantes órganos femeninos iban a ser eliminados, serían eliminados permanentemente. No había la opción de recibir un trasplante y reemplazarlos. Cuando se fuesen, se irían. Una histerectomía no era una opción, ya que potencialmente podía doblar, por no decir triplicar, los efectos secundarios y los síntomas.

Tenía que haber otro modo...

Capítulo 11 –

Efectos Negativos del Predominio de Estrógenos

* * *

Nuestro miedo más profundo no es el no ser capaces. Nuestro miedo más profundo es que somos poderosos más allá de toda medida
– Marianne Williamson

Sandra trabaja a tiempo completo mientras cría a tres niños pequeños, ha estado sufriendo de insomnio y sudores nocturnos, a pesar de que tan solo está empezando sus treinta años y se encuentra lejos de entrar en la menopausia; Kathlyn, una ocupada corredora de bolsa, tiene periodos menstruales tan fuertes que normalmente se queda encerrada en casa durante siete días, cada mes, utilizando la excusa de que 'trabaja desde casa'; y Patricia, recientemente casada con un nuevo y emocionante trabajo, está perdiendo el pelo, ganando peso y siempre se encuentra exhausta. Cada una de estas tres mujeres están sufriendo de una condición muy común llamada Predominio de Estrógenos.

A día de hoy, podemos ver chicas alcanzando la pubertad tan pronto como cumplen ocho años. Si vas y preguntas a cualquier mujer, es probable que esté obligada a admitir que ha experimentado el Síndrome Premenstrual (SP) en algún punto de su vida. Incluso puede haber experimentado endometriosis, fibroide o quistes ováricos. ¿El responsable común de estas condiciones? Demasiado estrógeno.

El cuerpo de cada mujer contiene dos hormonas sexuales principales, el estrógeno y la progesterona. El estrógeno es la hormona femenina del sexo y su contraparte en los hombres es la testosterona. Ambas hormonas están presentes en ambos sexos. El estrógeno incluye tres componentes que producen el celo: estrona, estradiol y estriol. El estrógeno es producido en el cuerpo de una mujer en pequeñas cantidades, mediante los ovarios, el cortex adrenal, los testes y la unidad feto-placental.

Entonces, ¿cuál es el papel que desempeña el estrógeno en nuestro cuerpo? En las mujeres, el estrógeno juega un papel importante en el crecimiento y el desarrollo de las características secundarias femeninas, como lo son el pecho, el vello púbico y el de las axilas, el endometrio, la regulación del sistema reproductivo y la regulación del ciclo menstrual. En todos los ciclos menstruales, el estrógeno produce un entorno favorable para la fertilización, la implantación y la nutrición del embrión.

En los hombres, el estrógeno también desempeña un papel importante en la normal capacidad reproductiva y ayuda a la maduración de las células del esperma. El desarrollo de la pubertad en los chicos, como el crecimiento de los huesos, era atribuido a las acciones de los andrógenos, sin embargo, ahora se reconoce la intervención, en parte, de los estrógenos.

¿Qué hace el estrógeno en las mujeres? El estrógeno es un componente muy importante y contribuye al ciclo menstrual de una mujer y a su habilidad para tener hijos. A continuación, enseñaré cómo el estrógeno afecta los órganos vitales del sistema reproductor femenino:

- **Ovarios** - el estrógeno principalmente ayuda a estimular el crecimiento del folículo con forma de huevo.

77

- **Vagina** - el estrógeno estimula el crecimiento de la vagina hasta su tamaño adulto. El estrógeno también hace más gruesa la pared e incrementa la acidez vaginal para reducir el riesgo por infecciones bacterianas.

- **Trompas de Falopio** – el estrógeno asegura el mantenimiento del endometrio, la membrana mucosa que recubre el interior del útero. El estrógeno es el responsable de incrementar el tamaño y el peso del endometrio, el número de células, el tipo de células, el fluir de la sangre, el contenido proteínico y la actividad de las enzimas. El estrógeno también es el responsable de la estimulación de los músculos del útero, para que éstos se desarrollen y se contraigan. Estas contracciones son vitales ya que ayudan a la pared uterina a expulsar tejidos muertos durante la menstruación, durante el proceso de dar a luz y al expulsar la placenta.

- **Cuello uterino** - el estrógeno regula la fluidez y el grosor en las secreciones mocosas uterinas, para mejorar el transporte de las células del esperma.

- **Glándulas mamarias** - el estrógeno se unifica con otras hormonas en los senos femeninos. Durante la adolescencia, es el responsable del crecimiento del pecho femenino y de la pigmentación de los pezones.

Vamos a profundizar un poco más en el proceso mediante el cual el estrógeno desempeña un importante papel durante un ciclo menstrual. El estrógeno controla el ciclo menstrual y la cantidad de éste que circula por el cuerpo de una mujer, que naturalmente aumenta y baja durante el mes.

Día 1 del ciclo

Los niveles de estrógeno y progesterona, en este punto en el ciclo, están en lo más bajo.

Día 5 del ciclo

Un óvulo es elegido. Dentro del ovario, el óvulo se encuentra dentro de un folículo, en la estructura anatómica en la que el óvulo se desarrolla. El folículo empezará a liberar cantidades de estrógeno cada vez mayores.

Días 6 a 13 del ciclo

El ovulo se prepara para la ovulación. A partir de este punto en adelante, hacia el final de esta etapa, los niveles de estrógeno se incrementarán lentamente y después, mucho más rápido.

Día 14 del ciclo

El folículo que contiene el óvulo se abrirá y el ovario liberará al óvulo en las trompas de Falopio. Se quedará allí y esperará a que el esperma lo fertilice. El folículo permanecerá en las trompas de Falopio.

Días 15 a 28 del ciclo

Tras la ovulación. En esta fase, los niveles de progesterona empezarán a incrementarse. Si el óvulo que espera en la trompa de Falopio no se fertiliza, los niveles de estrógeno y de progesterona bajarán tras dos semanas, y el recubrimiento del interior del útero estará listo para desprenderse. En este punto, la menstruación comienza, y el ciclo vuelve a empezar.

Nuestro ciclo menstrual es un proceso muy dinámico que se repite a sí mismo aproximadamente cada 28 días y claramente puedes ver que el estrógeno desempeña un papel importante en el proceso. Nosotras, las mujeres, estamos demasiado familiarizadas con los cambios de humor y las molestias durante nuestros periodos, y se cree que el estrógeno puede estar implicado.

Si el estrógeno es bueno para nuestro cuerpo, ¿por qué es malo tener demasiado? En las mujeres, los niveles normales de progesterona y de estrógeno deberían existir en una tasa de 30 por cada 1. Cuando ese porcentaje es alterado, el cuerpo de una mujer se convierte en deficiente en progesterona o excesivo en estrógenos; en ambos casos la mujer llega a un estado de 'predominancia de estrógenos'. Aparte de la reproducción, el estrógeno influencia muchos de los otros procesos fisiológicos en el cuerpo de una mujer, como la salud cardiovascular, la integridad ósea, la cognición y el comportamiento. Con este amplio papel, no es sorprendente que el estrógeno esté también implicado en el desarrollo o en la progresión de numerosas enfermedades. Esta es la razón por la que nosotras, las mujeres, siempre deberíamos mantener los niveles de estrógenos en control.

Entre las enfermedades en las cuales el exceso de estrógeno es cercanamente responsable se incluyen: el cáncer de mama, el cáncer de ovario, cáncer rectal, enfermedades cardíacas, enfermedades neurodegenerativas, Alzheimer, Párkinson, cálculos biliares, osteoporosis, Lupus Eritematoso Sistémico (LES) y nuestra mayor preocupación, la endometriosis, que, si se deja sin revisar, puede potencialmente conducir al cáncer de endometrio.

¿Cómo sabemos si nos encontramos en un estado de predominio de estrógenos? Aquí hay una lista de síntomas de los que debes mantenerte alerta en caso de predominio de estrógenos y endometriosis:

- Periodos inusualmente dolorosos, fuerte sangrado, o coágulos
- Dolor pélvico
- Senos y pezones sensibles, con llagas o hinchados
- Periodos irregulares o periodos inusualmente largos
- Síndrome Premenstrual (SPM) o tensión premenstrual (PMT)
- Quistes ováricos

- Citología vaginal anormal
- Migrañas y confusión
- Aumento de grasa en las caderas, el estómago y en los muslos
- Retención de líquidos
- Hinchazón
- Distensión
- Debilitamiento y pérdida de cabello
- Fatiga crónica
- Insomnio
- Sofocos, ardores y sudores nocturnos
- Piernas inquietas por la noche
- Reducción excesiva del tiempo entre ciclos
- Baja función de las tiroides
- Dolor en la zona lumbar
- Movimientos dolorosos en los intestinos
- Presión en la vejiga y en la frecuencia de ésta

Si estás experimentando 2 o más síntomas de los de arriba mencionados, podrías estar teniendo un serio desequilibrio hormonal.

Los casos extremos del predominio de estrógenos también pueden verse cuando hay síntomas como:
  o Fibroides
  o Cáncer del útero
  o Cáncer de ovario
  o Cáncer de mama

Admito que en aquel entonces conocía muy poco acerca de cómo mi cuerpo funcionaba y mucho menos de cómo lo hacía mi ciclo hormonal. Escuché acerca de la progesterona y el estrógeno, pero no estaba al tanto de cómo un desequilibrio podía tener un impacto de tal magnitud en nuestros cuerpos. El predominio de estrógenos era una frase con la que finalmente me podía identificar. Ahora entendía por qué, a pesar de haber eliminado el trigo y el azúcar de mi dieta, aún seguía con dolor.

Tenía un grave desequilibrio hormonal que necesitaba ser observado con más detalle.

Capítulo 12 –

Nuestro Mundo Tóxico

* * *

Un viaje de mil millas comienza con el primer paso - Confucio

Mis investigaciones me llevaron a entender mejor el término 'predominio de estrógenos', y también me enseñaron que la endometriosis y la adenomiosis son enfermedades donde existe el predominio de estrógenos. Si ya tenemos la cantidad suficiente de estrógeno producida en nuestro cuerpo, ¿por qué seguimos recibiendo más? ¿Y qué es lo que causa el predominio de estrógenos? La mayoría de ustedes, quizás, no estén al tanto de esta realidad y creo que es el momento correcto para que lo sepas. Esta fue una llamada de alerta, y un momento crucial en mi sanación.

Cada día de nuestras vidas, los estrógenos medioambientales nos bombardean y estamos ciegas, sin verlos. Son llamados 'xenoestrógenos' o imitadores del estrógeno. Estos estrógenos fabricados químicamente son impostores, actuando exactamente del mismo modo que lo hace el estrógeno en nuestro cuerpo. Estos imitadores del estrógeno se encuentran en casi todo, desde el plástico hasta los productos de cosmética, en los pesticidas, el detergente en polvo, en químicos de la limpieza en seco, en la contaminación del ambiente, incluso en la comida y en los productos de uso diario, y en muchos lugares más. Si constantemente nos exponemos a ellos, seremos susceptibles a una absorción de estrógenos adicional, y demasiado estrógeno afectará a la delicada balanza de hormonas que tiene nuestro cuerpo.

Otras fuentes de estrógeno que quizás consumimos sin saberlo, es la carne que creció y se alimentó a base de antibióticos y hormonas del crecimiento. La soya, por naturaleza, ya contiene estrógenos de las plantas, que son llamados 'fitoestrógenos'.

Los medicamentos, como la píldora anticonceptiva, los anticonceptivos orales o los dispositivos intrauterinos como el DIU, también contribuyen al predominio de estrógenos. Las píldoras anticonceptivas previenen la ovulación de la célula ovárica, y como describí anteriormente, el estrógeno juega un papel importante en la ovulación. Por lo tanto, si se previene la ovulación, ésta deja al estrógeno sin nada más que hacer que incrementarse en niveles, y esto claramente no es bueno. Si no ovulas, no produces progesterona como deberías hacerlo al liberar un óvulo cada mes. Con el tiempo, el no ovular puede crear una seria deficiencia de progesterona. Aunque hay muchas razones médicas, sociales y emocionales por las que las mujeres toman píldoras anticonceptivas, puede ser un buen momento para reconsiderar usar otros métodos anticonceptivos, como los preservativos masculinos o femeninos, o los métodos basados en el conocimiento de la ferlitidad (FAMs), que son modos de seguir el rastro de la ovulación con el fin de prevenir el embarazo.

Las comidas procesadas también contienen un exceso de estrógenos que nuestro cuerpo no necesita. Elige siempre lo orgánico y lo fresco para comer cada vez que sea posible. También, cuida tu peso. Nuestro cuerpo compensará de forma natural y añadirá estrógeno por cada kilo de peso que ganemos. Por lo tanto, definitivamente no es muy recomendable ir más allá de tu peso ideal.

Demasiado alcohol y demasiado tabaco tambien pueden contribuir al predominio de estrógeno en nuestro cuerpo. El alcohol, por ejemplo, puede debilitar nuestro hígado. Como todas sabemos, el hígado es el filtro de nuestro cuerpo y es la clave para desintoxicarte, especialmente cuando hay hormonas en exceso. Cuando no mantenemos una dieta bien equilibrada y comemos demasiado de una sola cosa (grasas saturadas, los azúcares o el alcohol) y no comemos vegetales y buenaproteína, nuestro hígado se vuelve perezoso, congestionado e incapaz de funcionar lo suficientemente rápido como para eliminar esas toxinas. Una vez que esto ocurre, las hormonas no estarán controladas y crearán un desequilibrio hormonal.

Xenoestrógenos
Algunos químicos sintéticos imitan e interrumpen la balanza natural hormonal en las mujeres. Para esto bloquean o unen los recepetores y ya que no son biodegradables, se almacenan en nuestras células como grasa.

Los estudios han mostrado que las mujeres producen un 50% menos de progesterona en su edad de 20 a 35 años, en comparación con nuestros antepasados. Esto puede deberse a la exposición a químicos y toxinas. El incremento de imitadores del estrógeno también puede ser la causa por la que cada vez haya más niñas entrando en la pubertad de forma prematura. El esperma de los hombres se ha visto reducido en un 50% en algunas partes del mundo muy industrializadas. Los científicos también han encontrado peces, en las aguas profundas del alcantarillado que se encuentra en las plantas de tratamiento, que han cambiado de sexo, de masculino a femenino, debido al estrógeno que contiene el agua.

Se ha encontrado que el agua del grifo contiene un compontente estrógeno que se encuentra en las píldoras anticonceptivas llamadas ethynylestadiol (EE), así que considera adquirir un filtro de agua para casa o beber agua mineral.

Un químico que es particularmente perjudicial se llama Glifosato, que se utiliza como pesticida. El glifosato ha sido demostrado, por la Universidad de Caen de Francia, como una causa potencial de problemas de fertilidad, abortos y desarrollos anormales en el feto.

Comida Genéticamente Modificada

La comida genéticamente modificada (CGM) llegó por primera vez al mercado en 1994, con la soya, el maíz, la colza, el aceite de semilla de algodón, el azúcar y el aspartamo son algunos de los productos principales. La CGM fue diseñada para ser resistente a los gusanos, las enfermedades y la sequía y para que se conserve más tiempo. Sin embargo, se ha demostrado que es perjudicial para humanos y animales. Se ha estimado que un 70% de la comida procesada contiene al menos un ingrediente genéticamente modificado y que está provocando una desregulación de estrógeno.

No me había dado cuenta de cuán tóxico era nuestro entorno. Me sentí irritada de haber confiado tanto en los productos de marcas globales y de nunca cuestionarme por un momento lo que estaba poniendo en mi cuerpo, en mi cuerpo y alrededor de él. Si muchos de esos productos de cuidado personal y del hogar son tan tóxicos, entonces, ¿por qué no fuimos totalmente informadas de que ponerlos en nuestro cuerpo nos podría enfermar tanto?

Yo también quería saber lo que debía hacer para eliminar esas toxinas de mi vida.

Capítulo 13 –

Luchando Contra las Toxinas

* * *

El coraje no es la ausencia de miedo, sino el juzgar que hay algo más importante que el miedo – Ambrose Redmoon

¿Cuáles son los modos de luchar contra las toxinas medioambientales, cómo re-equilibrar nuestras hormonas y prevenir el predominio de estrógeno?

Primero, el hígado, la tiroides y las glándulas adrenales tienen que operar al máximo rendimiento para asegurar un buen balance hormonal y lograr una buena harmonía. La mejor manera de conseguir esto es seguir una buena dieta y eliminar las toxinas que están envenenando tu cuerpo. El hígado es el más grande órgano interno de nuestro cuerpo, aunque es considerado a veces el segundo más grande siendo la piel el primero. El hígado es un órgano importante y tiene muchas funciones, pero la principal es la de expulsar las toxinas que son ingeridas. El uso de analgésicos a largo plazo es tóxico para el hígado y puede tener un efecto adverso en su habilidad para librar al cuerpo del exceso de estrógenos.

Comida Libre de Hormonas

Come sólo lo orgánico, lo alimentado con hierba, la carne sin hormonas y los productos avícolas tanto como te sea posible. Trata de conseguir carne de ganado de granja para obtener las mejores proteínas magras. Evita toda la carne que no sea orgánica, la lácteos, la refinada con azúcar, los aceites vegetales, los sabores refinados y los carbohidratos, que están llenos de números E (Los números E son códigos asignados a los aditivos alimentarios), de aditivos y de conservantes.

Sin Trigo
Una clase de comida, de la que he hablado en capítulos anteriores, es la eliminación del trigo de tu dieta. Un signo de que tu cuerpo tiene una intolerancia al trigo puede ser que sientas tu estómago hinchado y distendido después de ingerirlo. El trigo está genéticamente modificado y es muy fuerte para el tracto digestivo. Prueba excluyéndolo de tu dieta durante tres meses y después reintrodúcelo para ver los efectos. Come vegetales ricos en fibra y céntrate especialmente en las crucíferas como la col rizada (o col crespa), brócoli, coliflor, repollo (o col) , calabazines y la col de bruselas por nombrar unas pocas. El brócoli se recomienda muchísimo porque contiene Indole-3 Carbinol (I3C), un compuesto químico que estimula la reparación del ADN de las células y parece bloquear el crecimiento de las células cancerígenas y que ayuda a deintoxificar el estrógeno del cuerpo.

Sin Café
¡Deja de beber café, que se ha demostrado que incrementa el estrógeno en el cuerpo en un asombroso 73%! Prueba una alternativa deliciosa llamada Rooibos silvestre o té rojo. Es libre de cafeína de forma natural y sabe muy bien.

Sin Plásticos ni Microondas
Evita usar el microondas o calentar la comida con materiales de plástico y considera reemplazar cualquier tetera de plástico por las de acero inoxidable. Un estudio ha demostrado, bajo una probeta, que el plástico de rollo o el que se utiliza para envolver, si es calentado en el microondas, tendrá 500.000 veces más la cantidad mínima de xenoestrógenos necesarios

para estimular y hacer crecer las células responsables por el cáncer de mama. ¡Qué cifras tan impresionantes!

Productos de Cuidado Personal y Cosméticos

Limpia tu entorno. Líbrate de todos los cosméticos innecesarios, especialmente aquellos con ingredientes que no puedes pronunciar; esta es una señal de que no son naturales. Minimiza, si es que no suspendes por completo, la aplicación de lociones a tu piel incluso si es sólo temporalmente; mientras te encuentras mal y padeces de dolor crónico. Contienen xenoestrógenos, parabenes y sulfatos de sodio, que son químicos tóxicos que nuestra piel absorbe directamente hacia la corriente sanguínea. Las marcas genéricas también conocidas como: marcas libres o marca propia) tienden a tener más químicos en sus productos, así que es mejor que las evites. Un planteamiento natural y económico que he probado y que todavía uso hasta el día de hoy, es el aceite de coco, el de fibra de arroz y la manteca de karité. Estas proporcionan el mismo efecto al suavizar tu piel y lo mejor de todo, son 100% naturales. Muchas cremas contienen estos productos como su base y después las cargan con químicos. Utiliza champús y pastillas de jabón orgánicos no perfumados y evita la laca (o esmalte) de uñas así como el quitaesmaltes, ya que son altamente tóxicos. Usa cremas de protección solar libre de parabenes. A mí me gusta utilizar el aceite de oliva, lo que proporciona a mí piel una buena proteción y un color encantador.

Tampones

Utiliza sólo tampones orgánicos. Muchos tampones y toallitas sanitarias contienen lejía (también conocido como cloro o lavandina), que puede causar tóxicas reacciones alérgicas. El Síndrome del Shock Tóxico (SST) es una enfermedad rara pero seria y algunas veces terrible, donde la respuesta del cuerpo a los venenos (a la bacteria llamada Staphylococcus Aureus o Staph) es la de entrar en shock. Esto puede verse en aquellas mujeres que utilizan los tampones super absorbentes. Nunca dejes los tampones puestos durante más de tres horas y **NUNCA** durante la noche. ¿Por qué no usas una 'Mooncup'? Es una copa menstrual reutilizable de un tamaño de unos 5 centímetros. Es más ecológica, segura y económica que los tampones cargados químicamente o que las toallitas sanitarias. Utilizada de forma interna, la Mooncup captura el fluido menstrual, lo sella para que no tenga fugas y se puede llevar puesta durante horas.

Productos del Hogar
Para limpiar la casa, utiliza productos ecológicos, o incluso mejor, crea los tuyos propios. Hay cientos de recetas del tipo 'hazlo-tú-misma' y las puedes encontrar en internet. La mayoría de ellas utiliza ingredientes simples como el bicarbonato de sodio y el vinagre, que ya puedes encontrar en tu hogar. Es importante cambiar tu detergente en polvo, ya que la ropa lavada con productos cargados de químicos continúan liberando esos productos una vez las llevas puestas. Cámbialos por productos fabricados con coco. Hay muchos proveedores online que ofrecen una gran gama de productos y muchos hacen envíos por todo el mundo. No utilices suavizantes o la secadora, ya que los petroquímicos son utilizados en el proceso y se posan justo encima de la tela, siendo absorbidos directamente por tu piel.

Invierte en un buen Filtro de Agua
Invierte en un buen filtro de agua para la casa o en una jarra con filtros. El consumo de las píldoras anticonceptivas y de otras hormonas sintéticas contribuyen al predominio de estrógeno, que contamina las corrientes, los ríos y los sistemas de alcantarillado. Bebe agua sólo de botellas de cristal, o si es en plástico, y ésta ha sido calentada **NO** la bebas y tírala inmediatamente.

Desintoxicar
Desintoxica tu hígado al menos dos veces al año. Yo fui capaz de lograr esto comiendo nada más que comida fresca y de granja durante un mes, ingiriendo habitualmente jugos vegetales y utilizando polvos de Chlorella. Ahora puedo

observar claramente los efectos positivos como la resultante claridad y la sensación de energía que obtengo después de hacerlo. No obstante, una advertencia: las mujeres con endometriosis necesitan deshacerse del dolor primero y después tener suficiente energía antes de poder considerar la desintoxicación.

Movimientos Regulares del Intestino

Intenta tanto como sea posible el practicar movimientos habituales en los intestinos. Después de que tu hígado se desintoxique, enviará todas las hormonas de estrógeno sobrantes a las heces, para ser excretadas de tu cuerpo una vez se vacíe tu vientre. Intenta descargar los residuos del intestino grueso hacia fuera de tu cuerpo al menos una vez al día. Si por algún infortunio, te resfrías, las heces se tornan inmóviles, y los estrógenos y otras toxinas pueden ser reabsorbidas a través de los intestinos y entrar de nuevo en tu sistema. Definitivamente, no quieres esto. Por lo tanto, bebe ocho vasos de agua mineral al día y come vegetales que contengan mucha fibra, para mantener a tus intestinos con sus movimientos habituales, lo cual facilita una buena desintoxicación.

Duerme Bien

Dormir bien es más fácil de decir que de hacer para las mujeres con endometriosis. De hecho no pocas veces, ahí es cuando el dolor se intensificará. Si tienes dificultades para dormir, prueba un remedio natural que te ayudará a hacerlo, contiene melatonina, lúpulos, manzanilla, valeriana y pasionaria. Esto obró maravillas para mí y realmente me ayudó bastante. Si te está resultando difícil conciliar el sueño a causa del dolor, túmbate con los pies en alto, los ojos cerrados y concéntrate en tu respiración, esto ayudará a tu cuerpo a alcanzar un estado de descanso y curación. Solía estresarme bastante cuando no podía dormir, pero aprendí que acostarme y escuchar música relajante 'bilateral' me ayudaba a enfocarme en mi respiración, permitiendo a mi cuerpo alcanzar su estado de curación. Tus agotadas glándulas adrenales necesitan dormir y descansar profundamente. Cuando tu cuerpo libera adrenalina, te sentirás exhausta rápidamente una vez los efectos de la hormona hayan desaparecido. Puedes revertirlo obteniendo las horas de sueño adecuadas o con periodos de descanso profundos, de al menos ocho horas al día.

Tiroides Feliz
Mantén sanas tu glándula tiroide. Las glándulas adrenales y la tiroides están ambas conectadas de forma directa, así que una vez que las glándulas adrenales se cansan, la tiroides también baja su ritmo. Visita a tu médico para recibir un chequeo si sospechas que tu tiroides no funcionan como debería. Cambia tu pasta de dientes habitual por una libre de flúor, ya que los estudios han demostrado que el flúor interfiere con la función de la tiroides. La Administración de Fármacos y Comida (FDA) ha reconocido los riesgos potenciales y ha requerido que cada tubo de pasta de dientes vendido en Estados Unidos, ¡lleve una advertencia de veneno!

Cuando aprendí por primera vez acerca de todos los ingredientes tóxicos que había en mi comida, en mis productos de cuidado personal y en los del hogar, me sentí un poco abrumada e insegura de por dónde empezar. Tampoco fue de extrañar que hubiese estado cada vez más enferma si todas esas toxinas estaban envenenando mi cuerpo y perpetuando un grave desequilibrio hormonal así como el predominio de estrógeno.

Puedo apreciar que durante la primera lectura de lo anteriormente mencionado puede parecerte un GRAN ajuste en tu vida: pero merece la pena. Estos productos te están enfermando y te mantienen así. La endometriosis se 'alimenta' y se inflama cada vez que aplicas un producto que contiene un xenoestrógeno. Empieza por hacer pequeños cambios, cuando te los puedas permitir y también es importante que aumentes tu consciencia sobre lo que está ocurriendo en tu cuerpo, en él y a su alrededor.

Capítulo 14 –

El Poder de las Cremas de Progesterona Biodienticas

* * *

Las mentes son como los paracaídas; sólo funcionan cuando están abiertas
-Thomas Dewar

He descrito en los capítulos anteriores cómo

las dos hormonas del sexo principales, la progesterona y el estrógeno, deben matener una tasa ideal del 30 a 1 o el cuerpo de una mujer entrará en un estado de predominio de estrógeno. En los años 70, había un malentendido común acerca del papel psicológico que desempeñan el estrógeno y la progesterona durante el curso del ciclo de vida reproductivo en una mujer. Esto resultó en una estrategia de tratamiento en su mayoría para mujeres menopáusicas, que no se basaba en ninguna evidencia científica. El estrógeno sintético también se idealizó y la progesterona se descuidó. Ésto llevo a un número significativo de mujeres sufriendo por premenopausia, perimenopausia y postmenopausia. Los estudios han mostrado que para muchas mujeres, que sufrieron de esos incómodos y a menudo incapacitantes síntomas, el error de complementarse con estrógeno sintético sólo agravó sus condiciones.

Llegué a darme cuenta, una vez eliminé todos los xenoestrógenos, de que la disminución en la progesterona y el aumento en estrógenos (el predominio de estrógenos), eran los verdaderos culpables detras de los trastornos en el sistema reproductivo femenino. El sistema médico identificó esto y descubrió un modo de incrementar la progesterona a través de la progesterona farmacéutica y sintéticamente producida llamada 'Progestina' y 'Progestrona' (observa cómo de similares son los nombres al de la progesterona, esto facilita la confusión entre las mujeres). Incluso si comienzan utilizando progesterona natural, las compañías farmacéuticas la alteran químicamente, pero no son idénticas a las que producimos naturalmente en nuestros cuerpos. Esto significa que pueden patentar los comprimidos y después venderlos al sistema médico y a los hospitales. Es la alteración química la que causa los numerosos e incómodos efectos secundarios.

No obstante, muchas mujeres han aprendido a usar una crema de progesterona biodientica como alternativa al tratamiento de la endometriosis. La crema natural biodientica solía ser prescrita de forma rutinaria por los médicos en Estados Unidos y en el Reino Unido durante los años 60, antes de que los gigantes farmacéuticos ejerciesen su influencia. Este régimen de tratamiento se encuentra entre las opciones principales que ayudan a reducir los síntomas y ayudan en el tratamiento de la endometriosis. Cuando se aplican en una dosis lo suficientemente alta, este tratamiento puede inducir a una condición segura como es la del pseudo embarazo, que de hecho ayuda a parar el futuro desarrollo de la endometriosis. El objetivo principal de la progesterona biodientica es contrarrestar el predominio de estrógeno. Usar una crema de progesterona biodientica también reduce la futura proliferación de los implantes endométricos y también permite la reducción de cualquier otro implante que se pueda encontrar en el cuerpo. No hay efectos secundarios, que se conozcan, producidos por utilizar crema de progesterona biodientica, excepto por la somnolencia cuando se toma en grandes cantidades.

Examen Hormonal

Sugeriría llevar a cabo un test hormonal de saliva, el cual es un indicador más fiable que el de sangre. Puedes preguntarle a tu médico o adquirir los kits para hacer las pruebas, que son económicos y pueden comprarse online. Haz un test para el estradiol y otro para la progesterona para determinar el punto de partida y ofrecerte a ti misma una comparación para futuras pruebas. Hay cinco maneras diferentes en las que el predominio de estrógeno se puede mostrar alto; alto estrógeno y baja progesterona (que es la definición clásica de desequilibrio), alto estrógeno y progesterona normal, bajo estrógeno y baja progesterona y niveles normales de estrógeno y de progesterona. Te dé el resultado que te dé, si estás experimentando los síntomas clásicos del predominio de estrógenos y de la endometriosis, es porque tu cuerpo, a través del entorno, está siendo bombardeado con muchos químicos que imitan al estrógeno.

Cómo Utilizar la Crema de Progesterona Biodientica

El procedimiento correcto para utilizar la crema de progesterona biodientica es aplicarla desde el sexto día del ciclo hasta el día 26, utilizando sólo una onza de crema por semana, durante tres semanas y después parar justo antes de la llegada de tu periodo. Después de utilizarla durante cuatro o seis meses, deberías notar que tus dolores menstruales han ido disminuyendo gradualmente, ya que el sangrado mensual a causa de los implantes endométricos es menor y la curación de las zonas inflamadas empieza a tener lugar.

Quizás te preguntes, ¿de dónde vienen esas hormonas biodienticas? En el cuerpo humano, en los ovarios, los testículos y en las glándulas adrenales se fabrica una serie de hormonas conocidas como esteroides, que son derivadas del colesterol. En el inicio de los años 60, la ciencia fue capaz de sintetizar todas esas moléculas, empezando por el colesterol o por las plantas de esteroides que se encuentran en la naturaleza. Las hormonas biodienticas son derivadas de un

95

aceite de planta llamado diosgenina, el cual tiene una estructura química muy similar a la del colesterol. La diosgenina se extrae principalmente de los ñames silvestres y de algunas especies de judía, pero también se encuentra en miles de otras plantas alrededor del mundo. Sin embargo, el cuerpo humano no puede convertir este compuesto en hormonas de esteroides. La diosgenina necesita ser alterada químicamente, en un laboratorio, para coincidir exactamente con la estructura química y con los efectos de las hormonas que son naturalmente producidas en el cuerpo humano, de ahí que se les llame biodienticas.

La Hormona Segura

La progesterona biodienticacontiene una estructura y una composición química idénticas a la de la progesterona de verdad, que se produce en el cuerpo de una mujer. La progesterona biodienticano debería confundirse con los químicos de progesterona sintética, llamados progestinas y mencionados anteriormente, ya que son totalmente antinatural al cuerpo de una mujer. Estas progestinas se unen a los receptores de progesterona que tiene nuestro cuerpo y funcionan como ésta, pero sólo temporalmente. Esto ocurre porque las progestinas son químicamente diferentes de la progesterona biodientica. Poseen efectos secundarios inherentes que pueden causar más mal que bien a tu ya empeorada situación con la endometriosis.

Cuando vayas a comprar una crema biodientica de progesterona, asegúrate de comprar las que vienen al menos con 500 mg de progesterona natural por onza. Así que muévete para comprar, investiga lo suficiente y compra la mejor crema que puedas permitirte para el tratamiento de tu endometriosis. En el Reino Unido, algunos médicos suelen prescribir crema de progesterona, como la Emerita, si se las financian o si la Autoridad de Salud de la Región las paga.

Para aplicarla, frota la crema en las partes del cuerpo que tienen una buena circulación, como los senos, el cuello, las piernas, el pecho, los brazos, los muslos, en la planta de los pies y en la espalda. Si tienes mucha grasa corporal, la progesterona será absorbida por ésta primero, antes de ser absorbida en tu torrente sanguíneo. Esto significa que tendrás que aplicar una dosis más alta para hacerlo efectivo.

¿Qué debes hacer si empiezas a sentir un incremento de los síntomas del predominio de estrógeno después de aplicar la crema de progesterona biodientica? Los expertos dirían que la introducción de progesterona puede estimular temporalmente las áreas del cuerpo donde se encuentran los receptores de estrógeno, y es normal que el estrógeno reaccione cuando la progesterona se introduce por primera vez. Si tu crema de progesterona biodientica parece no afectar a tu condición, la respuesta más obvia a esto es que, o bien es un producto de mala calidad o bien la dosis necesita ser aumentada. Si has estado utilizado tu crema de progesterona biodientica durante más de 30 días, como se recomienda, sin ver mejoría en tus síntomas, entonces, esto es algo poco normal y deberías considerar cambiar de marca. Asimismo, echa otro vistazo a tus productos personales y a los del hogar para ver qué xenoestrógenos o fitoestrógenos podrían seguir al acecho y afectando a tu cuerpo.

Realicé un esfuerzo consciente para eliminar todas las toxinas conocidas que residían en mis productos, tanto personales como del hogar y la aplicación de una crema natural de progesterona biodientica hizo una tremenda diferencia a mi cuerpo y todavía la hace al día de hoy. Combinada con otros factores, que explicaré en capítulos posteriores, la crema de progesterona biodientica ayudó con la reducción de muchos de los síntomas de la endometriosis, incluyendo: dolores en los senos, calambres en el estómago y la reducción en el flujo de sangre y del síndrome premenstrual. ¡Era compatible con mi cuerpo y no tenía efectos secundarios!

Volví a estar en el asiento del conductor de mi cuerpo...

Wendy K Laidlaw

Capítulo 15 –

El Batido de Proteínas de la Endometriosis

* * *

Lo único a lo que tienes que temer es al mismo miedo
- Franklin D Roosevelt

E s normal que las mujeres con endometriosis miren los batidos de proteínas y tengan la impresión que estas bebidas nutritivas son sólo para hombres o culturistas. De hecho, el cuerpo de una mujer no produce suficiente testosterona como hacer crecer los músculos del mismo modo que lo hace el cuerpo de un hombre. Aunque es cierto, que los batidos con una alta cantidad de proteínas pueden desarrollar masa muscular magra, que es beneficiosa para las mujeres. También es cierto que estos batidos animan a perder peso, incrementan la saciedad, proporcionan nutrientes esenciales y mejoran la energía y la actividad metabólica.

A la proteína se le conoce como la piedra angular de nuestro cuerpo, junto con los aminoácidos. La proteína es vital en el mantenimiento de los tejidos de nuestro cuerpo, incluyendo el desarrollo y la reparación de nuestro cabello, nuestra piel, nuestros ojos, nuestros músculos y de nuestros órganos, estando todos estos hechos a partir de proteína. Esta es la razón principal por la que los niños necesitan más proteína por kilo de peso que nosotros los adultos. Están creciendo y desarrollando nuevos tejidos.

Vamos a mejorar nuestra comprensión sobre el papel que desempeña la proteína en nuestro cuerpo. La proteína es una substancia muy importante que se encuentra en cada célula del cuerpo humano. De hecho, a parte del agua, la proteína es la sustancia más abundante. Esta proteína es fabricada por nuestro cuerpo utilizando la proteína dietética que consumimos. La proteína es utilizada en muchos procesos vitales en nuestro cuerpo y por lo tanto necesita ser reemplazada constantemente. Podemos conseguir esto mediante el consumo periódico de alimentos ricos en proteína.

La proteína es una de las mayores fuentes de energía para nuestro cuerpo. Si consumimos más proteína de la que necesitamos para mantener el tejido del cuerpo y sus otras funciones, nuestro cuerpo la usará para ganar energía.

Lo que es interesante, es que la proteína está implicada en la creación de las hormonas. La proteína ayuda a controlar las funciones del cuerpo que requieren interacción de varios órganos. Por ejemplo, la insulina, una pequeña hormona de la proteína, ayuda a regular el azúcar en la sangre, que interactúa con órganos como el páncreas y el hígado. Otro ejemplo de una hormona de la proteína, la secretina, asiste en el proceso digestivo a través de estimular al páncreas y a los intestinos para crear los jugos digestivos necesarios.

La proteína es un gran factor en el transporte de ciertas moléculas que circulan dentro de nuestro cuerpo. La hemoglobina, por ejemplo, es una proteína que transporta el oxígeno a través del cuerpo. Aparte de transportarlo, la proteína también actúa como un depósito para ciertas moléculas. Otro ejemplo es la ferritina, que se combina con el hierro para almacenarlo en el hígado.

Otro magnífico papel que la proteína juega en nuestro cuerpo es el de la formación de anticuerpos. Los anticuerpos ayudan a prevenir las infecciones, las enfermedades y las dolencias. Las proteínas son las que identifican y ayudan en la destrucción de antígenos, como son las bacterias y los virus. Estas proteínas a veces trabajan en conjunto con las otras células del sistema inmune. Primero, estos anticuerpos identificarán a los intrusos, y después los rodearán para tenerlos controlados, hasta que puedan ser destruidos por los glóbulos blancos.

Potencia Tu Cuerpo

El problema con muchas mujeres con endometriosis es que están padeciendo un dolor tan crónico que pierden su apetito y no se sienten con ganas de comer. Yo solía pasar el día sin haber desayunado ni comido, ¡preguntándome por qué, a las 3 de la tarde, me sentía enferma y cansada!

Ahora sabemos lo importante que es el mantener las suficientes proteínas en nuestro cuerpo. Si, por alguna razón, no pudieses recibir suficientes proteínas de una comida sólida, los batidos de proteína son tu mejor alternativa para complementar tu deficiencia de ésta. Hay muchas alternativas diferentes de batidos que están a la venta en el mercado, pero los esenciales que deberías buscar son los orgánicos y los que no están genéticamente modificados, o idealmente, hazlos tú misma. Asegúrate de evitar el suero, la soya o los edulcorantes y también, consume arroz orgánico o proteína de guisante en polvo.

Reemplazar tus comidas con batidos de proteína, mientras te recuperas, puede ayudarte a consumir las calorías y los nutrientes que tu cuerpo necesita para repararse y curarse. También puede darte la energía que tu cuerpo necesita para funcionar cada día. Con el tiempo querrás volver a comer algo sólido una vez que el dolor se reduzca, pero mientras tanto, quizás encuentres más fácil 'beberte' la comida.

Trata de tomar al menos un batido de proteína al día. En menos de una hora después de despertarte, hazte un batido de proteína que consista de un litro de agua, zumo o leche de coco, dos cucharas soperas de proteína de guisante o arroz en polvo, aplasta 2 tabletas multivitamínicas minerales o utiliza un arroz que lleve polvo verde nutritivo, como la chlorella o la spirulina, que deben ser libres de trigo.

Mientras te estás recuperando, personalmente te animaría a añadir los batidos de proteína a tu dieta, ya que te pueden aportar muchos beneficios. Asegúrate siempre de que no hay trigo ni azúcares añadidos en los ingredientes. Siempre que sea posible, es mejor que hagas tus propios batidos a base de ingredientes frescos. Esto te mantendrá lejos de los ingredientes 'sintéticos' que traen los batidos ya preparados que se venden en los supermercados.

Cuando empieces a comer proteínas sólidas de nuevo, por favor, asegúrate de que sean de buena calidad, sin hormonas, alimentada con hierba, de granja y avícola. La proteína ha tenido mucha prensa negativa durante años y las alternativas como 'Quorn' y el tofu se han disparado, pero son alternativas pobres a las proteínas animales, del pescado, de legumbres, judías y de las semillas.

Ignoraba completamente el hecho del vital papel que la proteína juega en la curación de nuestros cuerpos. Me di cuenta de que las únicas fuentes de alimento mediante las que vivieron nuestras cavernícolas y antepasadas mujeres, hace miles de años, eran las proteínas, las nueces, las semillas y la fruta. Nuestra sociedad Occidental se ha expandido tan rápidamente durante los pasados 80 años que los gobiernos se han tenido que ajustar a las necesidades alimentarias de la población fácil y efectivamente: de ahí el desarrollo de los alimentos genéticamente modificados y el incremento de productos de trigo y soya.

De repente vi la comida desde una perspectiva completamente nueva, que no parecía tan complicada después de todo, y la mejor parte es que no habían esos efectos secundarios tan desagradables. Fue decir adiós a los pasteles y hola a la naturaleza.

Wendy K Laidlaw

Capítulo 16 –

El Uso de Complementos Multivitamínicos Minerales

* * *

Ganas fuerza, coraje y confianza con cada experiencia en la que realmente te paras para mirar al miedo a la cara – Eleanor Roosevelt

Puede darse el caso en que no puedas tener acceso completo a las mejores fuentes de nutrientes, a través de una dieta bien equilibrada, que consista en batidos de proteína o comida sólida. En ese caso, tu otra opción es introducir vitaminas y complementos minerales para incrementar lo que falta en tu dieta.

Somos lo que comemos, pero, ¿por qué lo que a lo comemos hoy en día le falta el contenido nutritivo que tan desesperadamente necesitamos? Muchos de los alimentos que se consumen en el mundo Occidental han viajado grandes distancias y no crecen a nivel local. Esos alimentos que viajan son antes recogidos y fumigados con pesticidas para prevenir el proceso de maduración. Algunos alimentos son modificados genéticamente, lo que significa que carecen de los nutrientes naturales que necesitamos de ellos.

Muchas mujeres con endometriosis tienen deficiencias nutricionales y requieren de complementos a corto y mediano plazo. Las deficiencias en hierro son comunes para aquellas con una historia de pérdida de sangre prolongada durante muchos años. Pídele a tu médico que revise tus niveles de hierro de ferritina y que, incluso si se muestran dentro de lo normal, pero están en el lado bajo, considera tomar un complemento de hierro cada día durante 3 meses. Esto ha sido demostrado que mejora el grosor del pelo y los niveles de energía.

Para rellenar los nutrientes de tu cuerpo, que ayudan a curarlo más rápidamente, toma una tableta de multivitaminas mineral (sin talco) o en polvo cada día. Por favor, elige la mejor calidad que te puedas permitir, ya que las versiones baratas están llenas de agentes desagradables. Otros suplementos que merecen la pena considerar son los siguientes:

Magnesio
El magnesio es un mineral que está presente en nuestro cuerpo en relativamente altas cantidades. Las estimaciones muestran que el cuerpo de una persona contiene una media de 25 gramos de magnesio; la mitad de los cuales se encuentra en los huesos. El magnesio es vital en más de 300 reacciones químicas que mantienen a nuestro cuerpo en funcionamiento. Así es requerido para el correcto crecimiento y mantenimiento de nuestros huesos. También es responsable de la correcta función de nuestros nervios, músculos y muchas otras partes de nuestro cuerpo. En el estómago, por ejemplo, ayuda a neutralizar la acidez estomacal y mueve las heces a través del intestino. Una señal de que puedes tener deficiencia de magnesio es un constante antojo por chocolate. El chocolate tiene altos niveles de magnesio en él, de ahí que algunas personas lo deseen. Sensaciones de inquietud, picor e inestabilidad en las piernas, especialmente por la noche, también pueden ser un indicador de deficiencia de magnesio y de predominio de estrógenos.

Zinc
El zinc es un metal y un llamado 'oligoelemento esencial' porque sólo se necesitan cantidades muy pequeñas para la

salud humana. Sirve esencialmente para la actividad de las enzimas, ayudando a las células a reproducirse, lo cual con el tiempo ayudará en el proceso curativo. Por lo tanto, el zinc juega un papel vital en nuestro sistema inmunológico. Además, el zinc está presente en altas concentraciones en nuestros ojos y está involucrado en mantener una buena visión. El zinc es un catalizador para otras 100 enzimas en el cuerpo. Las señales comunes que apuntan a que tu cuerpo tiene bajos niveles de zinc, incluyen crecimiento aminorado, pérdida de apetito, bajos niveles de insulina, irritabilidad, pérdida de cabello generalizada, lenta curación de las heridas, piel seca y áspera, poco sentido del sabor y del olor, diarrea y náuseas. El picolinato de zinc es lo mejor para su absorción. Se requiere una ingesta diaria de zinc, ya que el cuerpo no tiene un modo especial para almacenarlo.

Calcio

Cuando nuestro periodo menstrual se acerca, los niveles de calcio de nuestro cuerpo disminuyen. Esto crea una deficiencia en calcio que puede llevar a calambres musculares, dolores de cabeza y dolor pélvico. El calcio es un mineral que actúa como una parte vital para nuestros huesos y dientes. Nuestro corazón, nervios y la coagulación sanguínea requieren de calcio para funcionar correctamente. El calcio ayuda a aliviar el síndrome premenstrual, las rampas en las piernas, la alta presión sanguínea y reduce el riesgo de cáncer de colon y de recto. Nuestro huesos y dientes contienen cerca del 99% de todo el calcio que hay presente en nuestro cuerpo. También se encuentra en la sangre, los músculos y en otros tejidos. El calcio de nuestros huesos actúan como una reserva y se libera cuando es necesario. El proceso ocurre mayormente en las mujeres durante el embarazado, mientras que al niño nonato también le entregan calcio en el útero. Mientras envejecemos, la concentración de calcio en nuestro cuerpo disminuye, ya que es liberado a través del sudor, las células de la piel y los desechos. Nuestros huesos se están rompiendo y reconstruyendo constantemente, así que necesitamos un complemento extra de calcio que nos ayude a estar fuertes. El Glucarato-D de calcio es el mejor, ya que ha sido demostrado que facilita una gran desintoxicación en el cuerpo y disminuye la toxicidad de los xenoestrógenos en los intestinos, promoviendo la excreción.

Hierro

El hierro es un mineral y la mayor parte de éste se puede encontrar en la hemoglobina de los glóbulos rojos y en la mioglobina de las células musculares. El hierro es el responsable de transportar el oxígeno y el dióxido de carbono. El hierro ayuda a los glóbulos rojos a suministrar oxígeno desde los pulmones a todas las células que contiene tu cuerpo. Una vez el oxígeno es suministrado, el hierro ayuda de nuevo a los glóbulos rojos a transportar el dióxido de carbono otra vez hacia los pulmones para ser exhalado. Las mujeres con endometriosis, quienes sufren de periodos menstruales muy fuertes y de una excesiva pérdida de sangre, pueden desarrollar una deficiencia en hierro, causando que puedan convertirse en anémicas. Esto puede ser caracterizado principalmente por un color pálido, fatiga extrema y debilidad.

Selenio

El selenio es un mineral. La mayor de él en nuestro cuerpo proviene de nuestra dieta. La cantidad de selenio consumido depende de en qué lugar en el mundo vivimos. Ejemplos de una buena fuente de selenio son los cangrejos, hígados, pescados y comida avícola. La cantidad de selenio disponible varía ampliamente, significando que el pescado que se encuentra en Europa contiene distintos niveles de selenio de aquellos que se encuentran en Asia, incluso si pueden ser de la misma especie de pez. El selenio se usa para enfermedades relacionadas con el corazón y con los vasos sanguíneos, incluyendo los derrames y el 'endurecimiento de las arterias'. El selenio también parece incrementar la acción de los antioxidantes. Los investigadores han informado que el selenio, cuando se toma junto a la vitamina E, disminuye la inflamación asociada con la endometriosis.

Vitamina B

Estas vitaminas son importantes para la división de las proteínas, los carbohidratos y las grasas en nuestro cuerpo. Los estudios también han mostrado que la vitamina B ayuda a mejorar el sistema emocional en las mujeres que tienen endometriosis, siendo responsables del metabolismo energético, del normal funcionamiento del sistema nervioso y de la reducción del cansancio y la fatiga. Una vitamina B muy importante es el ácido fólico. Todos los médicos en el mundo recomiendan a cualquier mujer que vaya a dar a luz, tomar un complemento de ácido fólico. La razón principal es que el ácido fólico puede servir de protección contra los defectos en el parto, que pueden formarse antes de que la mujer sepa que está embarazada. Otra vitamina B importante es la vitamina B12, o mejor conocida como Cobalamina. La vitamina B12 juega un papel en la producción de ADN y ayuda a mantener saludables a nuestras células nerviosas y a nuestros glóbulos rojos. La vitamina B3, o la enrasada Niacinamida, es otra vitamina B que es buena para nuestro cuerpo. Para tener una buena salud es vital que tengamos grandes cantidades de Niacinamida en nuestro cuerpo. Cuando se usa para un tratamiento, altas cantidades de B3 pueden mejorar los niveles de colesterol y reducir los riesgos de complicaciones cardiovasculares. La B7, o la Biotina, es particularmente buena para restaurar la pérdida de cabello y el grosor de éste. La vitamina B también es soluble en el agua, así que cualquier exceso que es consumido, será desechado del cuerpo a través de la orina o las glándulas sudoríparas.

Vitamina C

La vitamina C, o el ácido ascórbico, es el mejor impulso conocido para nuestro sistema inmunológico y muy buena para la curación de las heridas. Muchos expertos todavía recomiendan recibir la vitamina C de una dieta rica en frutas y en vegetales, por ejemplo del zumo de naranja recién exprimidas. Nuestro cuerpo también utiliza la vitamina C para construir y mantener el colágeno. Ya que la vitamina C es soluble en agua, el cuerpo extraerá lo que necesite sin ningún exceso y lo demás lo eliminará a través de la orina o por medio de las glándulas sudoríparas.

Vitamina A
Este es otro complemento muy conocido para potenciar tu sistema inmunológico. Esta vitamina se encuentra fácilmente en muchas frutas, vegetales, huevos, leche, mantequilla, carne, y en peces de agua salada. La vitamina A ayuda a las mujeres que experimentan fuertes periodos menstruales, síndrome premenstrual, infecciones vaginales, pechos 'de punta' y cáncer de mama. Las diagnosticadas con VIH que están embarazadas y tienen que amamantar al bebé, toman vitamina A para reducir el riesgo de transmitir el VIH al bebé.

Vitamina E
El principal beneficio de la vitamina E es su capacidad como antioxidante. Esto quiere decir que ayuda a calmar los procesos que envejecen y dañan nuestras células. La vitamina E ayuda a la capacidad de distribución y de transporte de nuestra hemoglobina. Esta es la razón por la que vemos a mujeres que parecen tener 30 años cuando en realidad tienen 50. Tienen suficiente concentración de vitamina E en su sistema. La vitamina E también se usa para reducir los efectos perjudiciales de los tratamientos médicos como la diálisis y la radiación. Las personas que toman medicación para la caída del cabello y para las afecciones de pulmón, pueden verse consumiendo vitamina E para reducir los efectos secundarios no deseados. Complicaciones tras meses de quedar embarazada, debidas a la alta presión sanguínea, síndrome premenstrual, periodos muy dolorosos, síndrome menopáusico y los ardores y quistes de mama, pueden ser prevenidos mediante la ingestión de vitamina E.

Aceite de Pescado

Los aceites de pescado ofrecen muchos beneficios que son importantes para nuestros cuerpos, ya que reducen la inflamación, mejoran el tono de la piel y fortalecen las articulaciones. Supleméntalo con omega 3 y 6 de ácidos grasos, ya que no todos los aceites de pescado son creados iguales. Por favor, obtén lo mejor que tu dinero pueda comprar.

Prebióticos

El uso generalizado de antibióticos en el mundo Occidental conlleva que mucha de nuestra saludable flora intestinal se ha visto reducida. Rellenar la bacteria 'buena' es esencial para luchar contra los organismos que causan infecciones, así que toma un suplemento de acidophilus que contenga ácido acético y bifidobacterias.

Así que ahí lo tienes, una lista básica de multivitaminas y minerales que yo uso y que apoyarán a tu cuerpo hacia su estado de curación. Muchas de las vitaminas y de los suplementos que he descrito pueden ser comprados fácilmente por internet. Es importante, como mencioné anteriormente, que te asegures de que compras vitaminas de alta calidad, que no estén llenas de tiza, talco o soya.

Consulta con tu médico, químico o farmacéutico si estás preocupada de algún modo u otro al tomar los complementos, especialmente si te preocupa que quizás interfieran con alguna medicación que estés tomando.

Sería ideal que tuvieses a un médico que te diese apoyo en tu deseo de curarte de forma natural. Pídele que trabaje contigo y que te use como un caso práctico para ayudar a otras mujeres. Si las complicaciones incrementan de modo o forma alguna, contacta con tu médico, que puede realizar los cambios. Pueden examinar el por qué estás experimentando una reacción, si es que experimentas alguna.

Empieza siempre despacio con cualquier suplemento, tomando sólo uno a la vez. Esto es importante; tu cuerpo ha pasado por suficiente estrés, especialmente en aquellas mujeres que han tenido una cirugía, que es una experiencia traumática para el cuerpo. Todas las mujeres con endometriosis han soportado periodos intensos y prolongados de dolor y molestia, y esto puede hacer a tu cuerpo increíblemente sensitivo a los ingredientes. Introduce los complementos lentamente, para evaluar la respuesta de tu cuerpo a ellos y asegúrate de que no tienes reacciones alérgicas por descubrir.

Si encuentras que un suplemento es demasiado fuerte en su dosis de cápsula, entonces ábrela y divide la dosis en dos. Estaba tan enferma cuando empecé a tomar las tabletas que tuve que partir muchos de los complementos en cuatro dosis y después, lentamente, incrementarlas mientras mi cuerpo se ajustaba a ellas. Recuerda que la meta es ponerte bien, no empeorarte: así que ve despacio. "Lo lento es rápido".

Capítulo 17 –

Inhibidores Naturales de Aromatasa

* * *

Si siempre haces, lo que siempre has hecho, siempre recibirás, lo que siempre has recibido – Wendy Laidlaw Anderson

Si has eliminado todas las toxinas medioambientales,

has cambiado tus productos personales incluyendo las cremas, lociones y los perfumes, has intercambiado tus productos del hogar, bebes batidos de proteína, comes carnes libres de hormonas y has eliminado el trigo, el azúcar y la soya, complementando esto con multivitaminas y minerales así como con crema de progesterona biodientica, y todavía sigues experimentando dolor, quizás sea hora de observar todavía otra capa más en la batalla contra el predominio de estrógeno y la endometriosis en el cuerpo.

Como hemos mencionado anteriormente, el predominio de estrógeno es un desequilibrio hormonal causado por una combinación de una dieta pobre, deficiencias nutricionales, dioxinas, xenoestrógenos y fitoestrógenos. Estos factores causan que los niveles de estrógeno en el cuerpo se incrementen e inhiban la habilidad del hígado para dividir y expulsarlo. Si estás desnutrida debido a tu dieta y tienes un nivel alto de estrógeno, es probable que quizás tengas altos niveles de enzima aromatasa. Un exceso de aromatasa en el cuerpo permiten al ciclo de inflamación de la endometriosis que se perpetúe.

El estrógeno en exceso también puede afectar a la glándula adrenal así como a la de la tiroides, que a su vez empeoran el predominio de estrógeno. Aquí es donde los inhibidores naturales de aromatasa pueden ser considerados como una forma adicional de ayudar a tu cuerpo a equilibrarse.

¿Qué es la Aromatasa?

La aromatasa en una enzima implicada en la producción de estrógeno que incrementa la transformación de testosterona en uno de los tres estrógenos llamados Estradiol. La aromatasa se sitúa en las células productoras de estrógeno de los ovarios, en las glándulas adrenales, en los testículos, en el tejido grasoso y en el cerebro.

Los inhibidores naturales de aromatasa previenen la enzima de aromatasa, y al hacer esto, bajan los niveles de dos de los estrógenos: del Estradiol y de la Estrona. No te sorprenderá el escuchar que los inhibidores naturales de aromatasa, que se prescriben por médicos y asesores, tienen efectos secundarios. Los inhibidores naturales de aromatasa están disponibles en forma de suplemento, aunque un modo natural de adquirirla es comer vegetales ricos en indole-3 carbinol.

Además de incrementar mi ingesta de col rizada orgánica, coliflor y brócoli, aquí desescribo algunos de los inhibidores naturales de aromatasa que utilicé en mi viaje de curación:

I3C

I3C significa 'indole-3 carbinol', que puede encontrarse de forma natural en los vegetales como la col, la coliflor y el brócoli. El I3C también es un percutor del Diindolylmethane (DIM). El I3C está disponible en forma de suplementos.

Diindolylmethane (DIM)

El Diindolylmethane (DIM) es un compuesto derivado de la ingestión de indole-3 carbinol, que se encuentra en vegetales crucíferos, como el brócoli, la col de bruselas, la col y la col rizada y y que está disponible en forma de suplemento. El DIM, se supone, produce cambios en el metabolismo a través de un malsano exceso de estrógenos, como el Estradiol, mientras que también incrementa los niveles de estrógeno saludable, como el Estriol.

Miomina

La Miomina es una fórmula de hierbas Chinas producida por las compañías Chi y contiene los ingredientes naturales aralia, smilax, glabra, curcurma zedoria y cyperus rotundus. Estas hierbas fueron utilizadas tradicionalmente para varias dolencias femeninas y para los trastornos relacionados con las hormonas. Las pruebas clínicas muestran que la Miomina ayuda a metabolizar los estrógenos malsanos; el Estradiol y la Estrona, y los convierte en Estriol bueno. La Miomina es un inhibidor natural de aromatasa que les sirve de apoyo a las glándulas adrenales sobrecargadas. Se ha descubierto, también, que la curcuma posee efectos antioxidantes, antivíricos, antiinflamatorios y potenciadores inmunológicos.

Glucarato-D de Calcio

Si el I3C, el DIM y la Miomina no te ayudan a tener los resultados que deseas, quizás quieras primero considerar incrementar la dosis y después añadir Glucarato-D de Calcio a tu régimen. El Glucarato-D de Calcio ayuda a asegurar que las hormonas no sean reabsorbidas en el torrente sanguíneo, donde quizás puedan ser depositadas en las células y en el tejido, pero expulsadas del cuerpo.

Los inhibidores naturales de aromatasa eran particularmente útiles en la eliminación de todos los síntomas de mi adenomiosis. Alentadoramente para mí, en un par de semanas tras tomar las tabletas, las sensaciones de arrastre, las contracciones, los fuertes 'abatimientos' y los dolores vaginales, desaparecieron.

A pesar de que el ginecólogo me dijo que mi única alternativa era extirpar mi útero, identifiqué, exitosamente, las fuentes de mis problemas y demostré que estaban equivocados una vez más.

Capítulo 18 –

Terapia Enzimática Sistémica

* * *

Dentro de 20 años, estarás más decepcionada por las cosas que no hiciste que por las que hiciste – Mark Twain

L as enzimas son proteínas requeridas para cada

acción química que tiene lugar en tu cuerpo. Todas tus células son dependientes de las enzimas, desde tus órganos, músculos, huesos y tejidos hasta tu sistema inmunológico, el digestivo, el torrente sanguíneo, el bazo, el hígado, los riñones y el páncreas, así como es dependiente de las enzimas tu habilidad para ver, pensar, sentir y respirar.

El sistema inmunológico 'macrófago' (el nombre Griego que se designa a los 'grandes devoradores') produce una gran variedad de poderosos químicos incluyendo las enzimas. Estas enzimas se forman en respuesta a las infecciones y al daño o la muerte de células. El trabajo de las enzimas macrófagas es eliminar cualquier escombro celular o células muertas que están ahí cuando no deberían estarlo. Como ya sabemos con el desplazamiento del tejido endometrial hacia el abdomen, las lesiones endometriales, los quistes y las adherencias son lo que los macrófagos se encargan de 'limpiar', pero en las mujeres con endometriosis, no cumplen su cometido muy bien.

Serrapeptasa

La Terapia Enzimática Sistémica tiene una larga historia de uso en Alemania, Europa Central, Japón y México desde los años 50, y todavía se usa a día de hoy. Una enzima llamada Serrapeptasa fue utilizada durante un estudio doble ciego por los investigadores Alemanes, realizada en 66 pacientes. Descubrieron que en aquellos que recibían Serrapeptasa, la inflamación se reducía en un 50% en comparación a los demás.

Ayuda a tu cuerpo a 'comerse' las adherencias, los quistes y los escombros endometriales a través de un suplemento de la terapia enzimática sistémica y el consumo de Serrapeptasa. La Serrapeptasa es una enzima proteolítica que es producida naturalmente por el gusano de cera. La tarea principal de esta enzima es dividir la pared del capullo antes de que el gusano seda se convierta en una polilla. La Serrapeptasa se encontró originalmente en los intestinos del gusano de seda y ahora se pasa a través de un proceso de fermentación natural en el laboratorio.

La Serrapeptasa también puede 'digerir' y disolver los coágulos sanguíneos, las plaquetas arteriales y el tejido muerto inflamado en el cuerpo, así como reducir el dolor, el enrojecimiento y la inflamación. Las fórmulas enzimáticas sistémicas están respaldadas por décadas de investigación clínica y también son utilizadas para combatir la inflamación de las articulaciones, el Alzheimer, las anginas, la esclerosis múltiple, la prostatitis y las infecciones respiratorias. La Serrapeptasa ayuda a disolver de forma natural los billones de células muertas que contiene nuestro cuerpo, sin dañar el tejido vivo.

En muchas ocasiones visité y pregunté a los doctores y a los ginecólogos por qué este producto no se prescribía en el Reino Unido. La Serrapeptase se usa de forma rutinaria en otros países ya que es segura, efectiva y carece de efectos secundarios, haciendo de ella una buena alternativa a los analgésicos. Han habido muchos estudios oficiales que corroboran su efectividad y ha sido utilizada durante más de 40 años por más de 100 millones de personas en todo el mundo.

En relación a la cantidad de Serrapeptase que tomar: yo empecé con cápsulas de 80.000 IU. Después pasé a las de 250.000 IU, una vez que me sentí más segura de que mi cuerpo estaba feliz con ellas. Sin embargo, como siempre advierto e incluso si no hay efectos secundarios conocidos, por favor, primero empieza con dosis más pequeñas para comprobar cómo responde tu cuerpo. Después de unos días, empieza a incrementarla lentamente hasta que sientas sus efectos positivos.

Nattokinasa

La Nattokinasa es otro suplemento enzimático natural que acelera las reacciones bioquímicas en el cuerpo. Como la Serrapeptasa, la Nattokinasa ha sido demostrado científicamente el beneficio para el sistema cardiovascular, los coágulos sanguíneos, las varices y para mejorar los sistemas circulatorios. La nattokinasa trabaja mediante la división de 'fibrinas', las cuales son las fibras de los coágulos de sangre y de las adherencias, desvaneciéndolas del cuerpo. Estudios recientes sobre esta poderosa enzima han demostrado su efectividad en la reducción de fibroides y de quistes en las mujeres. La Natto es soya hervida que ha sido fermentada con una bacteria llamada bacilo Natto. Sentía aprensión al pensar en utilizar este suplemento cuando escuché que estaba hecho de soya. Contacté directamente con algunos proveedores y siempre me aseguraron que aunque estaba hecha de soya, el proceso de fabricación de la Nattokinasa no toma en cuenta el componente estrógeno, dejándolo fuera.

Enzimas Digestivas

Nuestro cuerpo produce enzimas digestivas, que se crean principalmente en el páncreas y en el intestino delgado. Estas enzimas ayudan a nuestro cuerpo a romper la comida, para que pueda ser absorbida por los intestinos. Cuando tu cuerpo ha estado bajo periodos prolongados con analgésicos, fármacos y cirugía, o bajo mucho estrés que puede inhibir la producción natural de enzimas, el proceso digestivo necesita ser restablecido a un equilibrio saludable. Sabrás si necesitas suplementar tu dieta con enzimas digestivas si tienes alguno de los siguientes síntomas:

- comida sin digerir en tus heces
- sensación fuerte en tu estómago
- hinchazón, gases o flatulencias tras las comidas

Desafortunadamente, nuestro alimento cocinado o procesado, destruye cualquier enzima que hubiese estado naturalmente en en él, así que unas vez más puedes ver por qué es importante el llevar una dieta natural y fresca, o suplementarla si es requerido.

La Terapia Enzimática Sistémica fue la pieza final del rompecabezas que mi cuerpo tenía con la endometriosis. Tomó un par de semanas introducirlas, pero poco a poco acumulé tabletas, hasta el punto en que estaba tomando Serrapeptasa, Nattokinasa y enzimas digestivas de dos a tres veces al día.

Además de una reducción continuada en el dolor, también me di cuenta de cambios positivos en otras regiones de mi cuerpo, incluyendo: movimientos regulares de los intestinos (siempre sufrí de una terrible congestión), mis uñas se volvieron más gruesas, y los pequeños quistes de la superficie (en mi tobillo y en mi nariz) desaparecieron.

Finalmente, como con todos los otros suplementos, asegúrate de leer la lista de ingredientes minuciosamente. Te sorprenderías de lo que algunos fabricantes sin escrúpulos ponen en sus cápsulas. Recibes en equivalencia a lo que pagas, así que elige lo mejor que te puedas permitir. Te recomiendo las cápsulas en vez de las tabletas, ya que son más fáciles de digerir. Durante cuánto tiempo vas a necesitar suplementar tu dieta? depende de cada persona, pero para mí fueron suficientes 3 meses.

Capítulo 19 –

Medicina Herbal

* * *

En medio de la dificultad yace la oportunidad – Albert Einstein

E mpecemos hablando sobre las medicinas

herbales. Las medicinas herbales se preparan normalmente usando las raíces, flores, tallos, hojas o cortezas de las plantas medicinales conocidas. Estas preparaciones pueden ser inhaladas, aplicadas como un ungüento, insertadas como un supositorio, ingeridas oralmente en forma de tabletas o como bebida (como el té). A menudo, se combinan diferentes tipos de hierbas para incrementar los efectos.

Un efecto beneficioso de la medicina herbal para las que sufren de endometriosis, es el impacto que puede tener reduciendo los niveles excesivos de estrógeno en el cuerpo. Ya sabemos que el hígado es el órgano principal para romper el estrógeno; los herboristas sugieren que la medicina herbal que se prepare debería apuntar al bienestar y la salud del hígado. La preparación herbal más destacada, que se conoce por estimular la función del hígado, es una combinación de dientes de león, hojas de remolacha, cascara y uva ursi. El efecto no es inmediato; sin embargo, dale unos pocos meses tomándola de regularmente y podrás sentirte libre de dolor.

Otras de las hierbas en la lista que ayudan a aliviar la endometriosis y el dolor sintomático son: Arándanos, Plátano, Cohosh Azul, Hierba de San Juan, Hierbabuena, Valerianas, Falso Unicornio, Dong Quai, Aceite de Onagra, Sauzgatillo, Cohosh Negro, Uva Ursi, Grama, Frambuesa Roja, Ñame y Sauce Blanco.

Hierbas Chinas

En China, el tratamiento de la endometriosis a través del uso de Hierbas Medicinales Chinas (CHM) es rutina. Ha habido bastantes investigaciones realizadas en el papel que la Medicina Herbal China juega en aliviar el dolor, promover la fertilidad y prevenir la recaída. Algunos estudios claman que la Medicina Herbal China puede proveer un mejor tratamiento en general para el alivio de la menstruación dolorosa y la reducción de quistes o bultos cuando se utiliza en conjunto con un enema de Medicina Herbal China.

Keishi-Bukuryo-Gan (KBG) – Es un remedio herbal Chino y ha sido una medicación de prescripción aprobada desde 1970. El Keishi-bukuryo-gan ha sido utilizado para el tratamiento de trastornos ginecológicos, como la hipermenorrea, la dismenorrea y la infertilidad. También es muy popular en Japón, donde son prescritos unos 40 millones cada año.

Shakuyaku-Kanzo-Tos (SKT) – Es una fórmula herbal tradicionalmente utilizada en Japón, Corea y China. Estudios han demostrado que reduce los quistes y también es conocida por aliviar el dolor menstrual y los espasmos y dolores musculares.

Otras hierbas de ayuda

Vitex Agnus Castus – Es popular en Europa por aliviar las dificultades menstruales e incrementar la producción natural de progesterona.

Crisina – Es un flavonoide que ocurre de forma natural en la camomila, en la flor de la pasión, en los panales de miel y en ciertas setas. Es un bloqueador natural de aromatasa, que evita que la testosterona se convierta en estrógeno.

Viburnum Opulus – Es una hierba natural que ayuda a atenuar los calambres uterinos durante la menstruación.

Corteza de Pino Marítimo Francés (también conocido como Pycnogenol) – Es un poderoso antioxidante que también puede ayudar a metabolizar el exceso de estrógeno y a reparar la pérdida de cabello.

Cardo Mariano (Silybum Marianum) – Es una maravillosa hierba que ayuda al hígado a desintoxicarse. Si alguna vez me consiento con una copa de alcohol, me tomo dos tabletas antes de beberla y entonces, me tomo otras dos antes de irme a dormir, junto con un vaso de agua.

Extracto de Espárragos – Esta es una buena hierba que ayuda a tus riñones a desintoxicarse. Los síntomas que conlleva los problemas de riñón pueden incluir dolor de espalda, dolor en general y rigidez.

Como con todas las medicaciones, fármacos, suplementos o hierbas, por favor, investiga por ti misma antes de consumirlos y consulta con tu médico si tienes cualquier reacción.

Capítulo 20 –

Alternativas a la Endometriosis y Otras Terapias Complementarias

* * *

La calidad de vida de una persona está en directa proporción a su compromiso con la excelencia, independientemente del campo de actividad elegido – Vince Lambardi

Con el paso del tiempo, millones de mujeres que sufren de endometriosis han buscado alivio para sus síntomas. Cansadas y hartas del enfoque médico convencional, algunas de ellas intentaron seguir el camino de la terapia complementaria. Esas terapias pueden incluir cualquier método sanador, desde el uso de hierbas hasta técnicas variadas para el manejo del dolor. Muchas mujeres que sufren las adoptan en un intento de calmar y manejar el número de síntomas de forma no invasiva.

Acupuntura
Esta antigua y tradicional medicina China implica la inserción de finas agujas en ciertas áreas del cuerpo, para propósitos terapéuticos o preventivos. Esto está basado en la creencia de que una energía, o una fuerza vital, fluye a través del cuerpo, utilizando unos canales llamados meridianos. Los practicantes de acupuntura que se adhieren a esta creencia, creen que cuando esta fuerza vital no fluye libremente a través del cuerpo, causará enfermedades. La inserción de las finas

agujas, se cree, restaura el flujo de esta fuerza vital y por lo tanto la salud.

La acupuntura ha existido desde hace siglos y todavía se aplica a día de hoy, para tratar las condiciones dolorosas como los dolores de cabeza, los dolores lumbares y la osteoartritis. También ha sido reportada su ayuda para las personas con condiciones que varían desde la infertilidad hasta la ansiedad y el asma. Hay algunos informes en los que la acupuntura sirve para otros problemas, como el dolor de cuello y las náuseas y vómitos tras la quimioterapia.

La acupuntura alivia el dolor en general y se ha dicho que también alivia a las mujeres que sufren del dolor de la endometriosis, de calambres menstruales e incluso, del dolor post operatorio. Desafortunadamente, la acupuntura no es accesible en todo el mundo. Hay incluso países en las que no est;a legalizada.

Masaje Miofascial

El masaje miofascial de liberación es un tratamiento físico especializado para liberar las tensiones y las restricciones causadas por las adherencias, en la región pélvica. 'Mio' significa músculo y 'fascia' significa banda. Fascia es el tejido conectivo hecho de elastina y fibras de colágeno, que está rodeado de un fluido viscoso. Estos dos tipos de fibra ayudan a que sea muy fuerte y aun así tenga un alto nivel de flexibilidad y pueda responder bien a la manipulación a través de masajes abdominales. Las mujeres con endometriosis pueden sufrir de muchas adherencias que se forman debido a la inflamación y/o tras la cirugía. El masaje miofascial es una excelente alternativa natural a tener otra operación para eliminar las adherencias, que pueden envolverse alrededor de tus órganos internos. Otra cirugía puede causar más adherencias, y así, el interminable ciclo continúa.

El masaje miofascial obró maravillas por mí al ayudar a romper mis adherencias abdominales. El masaje se centra en la región abdominal y es una técnica muy segura y efectiva, que libera la opresión de cualquier adhesión fijada o apretada en las fibras elásticas y desplazables. Después de mi sexta cirugía, sentía un terrible dolor y una opresión en mi abdomen. El masaje miofascial me horrorizó, ya que llegue a la puerta de la consulta encorvándome sobre mí misma, como una mujer de 80 años, incapaz de ponerme recta. El tratamiento implica que el terapeuta eleve y gire la piel del abdomen y manipule las capas bajo ella. Puede sonar doloroso pero simplemente era un poco molesto, en ocasiones. El tratamiento mereció la mínima incomodad, pues me permitió ponerme recta y tener menos dolor. Me llevó unas 12 sesiones antes de que empezase a sentir más flexibilidad y fluidez en mi abdomen.

Electroterapia TENS

La Estimulación Eléctrica Transcutánea, o TENS, es el dispositivo de estimulación eléctrica más comúnmente utilizado, que aplicar la electroterapia al cuerpo para el tratamiento del dolor. Tiene electrodos que pueden ser colocados sobre las zonas de dolor o sobre el nervio de éstas. El usuario, puede ajustar a su gusto la estimulación eléctrica y elegir una frecuencia mayor o menor. El mecanismo exacto de los efectos beneficiosos de la estimulación eléctrica todavía está por conocer. Sin embargo, se piensa que la TENS puede tratar el dolor efectivamente mediante el bloqueo de las transmisiones emitidas por el dolor que recorren los nervios. También muestra que la estimulación eléctrica promueve la liberación de hormonas endorfinas, que son analgésicos naturales producidos por nuestro cuerpo.

Shiatsu

Shiatsu, que también es conocida como acupresión, es una técnica Japonesa similar al masaje, pero presionando con los dedos. Con el mismo propósito que la acupuntura, el shiatsu está diseñada para ayudar a regular el flujo de energía dentro de nuestro cuerpo. Este tipo de masaje ayudar a producir una profunda relajación y e incrementados niveles de energía.

Aparte de la relajación, el shiatsu tiene otros beneficios, como: prevenir las arrugas en la piel, aliviar el dolor de la artritis reumatoide y de los músculos, aliviar los dolores de cabeza por las migrañas, calmar los calambres menstruales de las mujeres, ayudar a las mujeres en la labor de permitir a los bebés girar en el útero y mejorar el sistema digestivo as;i como el circulatorio.

Relajación y Meditación Mindfulness

La meditación mindfulness se utilizada en todo el mundo y ha probado científicamente tener muchos beneficios saludables. La terapia de meditación mindfulness puede manejar el dolor y reducir el estrés, y la mejor cosa sobre ella es que cualquiera puede realizarla. Esta terapia es un modo muy seguro y natural de tratarte y curarte a ti misma.

Cuando me sugirieron por primera vez probar la meditación mindfulness, pensé que quizás debería sentarme con las piernas cruzadas encima de una colina y hacer un sonido de 'hu-u-um'. Parecía una práctica un poco ridícula. Tengo que admitir que este tipo de meditación también ha sido de enorme beneficio para mí, y cada vez que he tenido una sesión, lo equipararía a la sensación de haber sido recargada tras haberme conectado a un enchufe.

Para realizar la meditación mindfulness, la primera cosa que has de hacer es cambiar las ondas cerebrales a un estado de reposo, referido como theta. Una vez que eres capaz de calmar el ritmo de tu cerebro de este modo, tu ritmo cardíaco, tu metabolismo, tu frecuencia respiratoria y tus niveles de presión sanguínea también disminuirán. El estado theta puede lograrse de forma bastante sencilla simplemente concentrándote en tu respiración i.e. respirando durante 7 segundos, aguantando el aire durante 4 y después soltarlo lentamente durante 11. Los analgésicos naturales en tu cuerpo llamados Endorfinas, se liberan entonces dentro de tu sistema, llevándote a un apacible estado mental, observando tus alrededores sin juzgarlos y sin pensar en nada más que tu respiración.

La meditación mindfulness puede requerir de cierta práctica, especialmente si no estás acostumbrada a realizarla. Quizás puedas encontrar pensamientos que están surgiendo como como un chimpancé que no deja de saltar. No obstante, al cabo de un rato, deberías hallar que puedes aclarar tu mente de pensamientos e inducir un cómodo estado de relajación más profundo.

La terapia de meditación mindfulness es ampliamente practicada hoy en día, incluso en las oficinas de Wall Street. Puede aliviarte de problemas en el sistema nervioso, como los dolores de cabeza, la ansiedad, los derrames, la depresión, la epilepsia y la esclerosis múltiple. Para mujeres que sufren de un insoportable dolor a causa de la endometriosis, la terapia de meditación ha comprobado que ayuda al sistema inmunológico. También puede ayudar cuando hay periodos de estrés o ansiedad el simplemente 'ver' a los pensamientos como nubes surcando el cielo.

Otro gran beneficio acerca de la terapia de meditación mindfulness es que no tiene efectos negativos, sólo buenos. No necesitas gastar ningún dinero porque es totalmente gratuita. Como principiante, todo lo que necesitas es un pequeño lugar de paz y tranquilidad para empezar a practicar a calmar tu mente consciente activa. Intenta diferentes Apps para meditaciones guiadas que están disponibles en iTunes, muchas son gratis, que te animan a tumbarte, disfrutar y relajarte.

No te preocupes acerca de estar 'haciéndolo bien'; no hay un modo correcto o incorrecto de hacerlo. Si te quedas dormida, no te preocupes, es mejor así para ti y para tu cuerpo, ya que de esta forma caes en un estado de relajación profunda mientras duermes. Poco a poco, permitirás a tu cuerpo y tu mente ir hacia ese lento y gentil ritmo, alcanzando un relajado estado de calma. No hay mejor sensación en este mundo que el nivel de calma y paz de la meditación. Cuando alcanzas eso, finalmente aprendes a escuchar a esa pequeña y tranquila voz que vive dentro de ti misma y que puede guiarte en direcciones que necesites tomar, junto con este libro, para ser finalmente, victoriosamente libre de la endometriosis.

Terapia del Campo de Pensamiento (TFT) y Técnica de Libertad Emocional (EFT)

Aunque la Terapia de Campo fue creada por el psicoterapeuta Dr. Robert Callaghan, cuando un paciente suyo tuvo una fobia al agua, que durante muchos años, no podía ser curada. Es casual que, tras haber leído acerca de los sistemas meridianos utilizados en la acupuntura, el Dr. Callaghan descubrió que si 'tocabas' el punto de la acupuntura con tus dedos, entonces, la energía allí estancada se movería y con ella, los pensamientos negativos y las sensaciones de ansiedad. Tengo que admitir que fui un poco cínica y me resistí a la idea de la Terapia de Campo del Pensamiento y la Técnica de Libertad Emocional cuando las escuché por primera vez. Sin embargo, ahora admito que las he adoptado completamente. Es un proceso muy simple pero muy efectivo. Hay muchísimos vídeos en YouTube enseñándote cómo hacerlo - ¿por qué no lo intentas?

Ejercicio

El ejercicio puede ser un liberador de estrés y también un buen combatiente contra la depresión; esto se debe a que mejora el estado de ánimo de las personas al estimular varios químicos en el cerebro que hace que las personas se sientan más felices y relajadas. Sin embargo, el ejercicio, para muchas mujeres con endometriosis, es un punto de controversia. Puede ser difícil realizar ejercicio cuando tu cuerpo se retuerce de dolor, con hinchazones y sensibilidad. Muchas mujeres se sienten culpables o empujan a través del dolor y se ejercitan de todos modos. Yo recomiendo que los ejercicios sean suaves, como caminar o nadar en vez de correr, hacer pesas o ir al gimnasio. Cuando empieces a curarte y ya no sientas más dolor, considera intentar yoga y pilates, que son formas de ejercicio suaves que fortalecen los músculos sin causar un fuerte impacto a tu ya sensible cuerpo. Incluso salir a sentarse afuera, en el jardín o en el parque durante 20 minutos al día tiene efectos beneficiosos para el cuerpo y la mente. Sentarte al sol ayuda a incrementar de forma natural tus niveles de vitamina D. La cosa más importante que debes recordar es que debes empezar despacio y suave. Después de todo, la endometriosis es un entrenamiento en sí misma.

Manejo del Estrés
El estrés puede añadir un montón de presión a tu ya adolorido cuerpo, así que en cuando te sea posible, tómate un tiempo para ti misma, para descansar en un profundo estado de curación, a través de ejercicios de relajación, de respiración o de mindfulness, mencionados anteriormente. Puede ser un reto empezarlos. Cuando el manejo del estrés me fue sugerido por primera vez, me di cuenta de cuán difícil era para mí 'desestresarme', ya que siempre tenía la creencia de que o bien era de algún modo, floja, o por el contrario habían montones de cosas por hacer. Incluso cuando estaba tan enferma que ni siquiera podía sentarme o caminar, sabía que debía tomar pasos decisivos para inducir a mi cuerpo en un estado de relajación y curación. Fue un trabajo duro para mí, al principio, pero la consistencia y persistencia merecieron la pena. Después de un tiempo y haciendo un esfuerzo por dedicar unas horas al descanso restaurativo, empecé a notar una diferencia en mi cuerpo. Empezaba a estar menos reactiva a las fuentes de estrés del día a día y más en el momento presente.

El estrés puede venir de muchas fuentes diferentes; el trabajo, las relaciones, las finanzas y en el caso de la endometriosis, del dolor prolongado y de la falta de información. Otros factores de estrés pueden ser causados por no sentirse seguro en un entorno o vivir con una pareja agresiva. Cuando tu cuerpo está bajo un estrés constante, tu sistema nervioso puede quedarse atascado en la respuesta de 'huida o lucha'. La respuesta de 'huida o lucha' es esencial cuando te enfrentas a un tigre con dientes de sable, entonces sí que está diseñado para protegerte del peligro. Sin embargo, como mencionamos anteriormente, permanecer en este estado vigilante durante largos periodos puede, de hecho, añadir más estrés y perpetuar cualquiera problema en tu cuerpo. Por ejemplo, el tracto digestivo deja de funcionar. La comida consumida quizás no pueda ser dividida y descompuesta de forma correcta, causando irritación e inflamación, como el síndrome del intestino irritable (IBS).

Apaga tu celular, desconecta el teléfono de casa y diseña un letrero para la puerta de tu habitación que diga: "Relajación en Proceso: NO INTERRUMPIR" y tómate un tiempo para ti. Eso fue lo que tuve que hacer por mí misma para librarme de las personas y las situaciones que demandaban mi atención. Era muy buena para estar allí para otros, pero apenas podía cuidar de mí misma. Es tiempo que te dedicas a ti misma porque te lo mereces (como el anuncio de L'Oreal dice). Tu cuerpo requiere descanso de forma regular, para que pueda tener la oportunidad de curarse. Te sugiero un mínimo de 20 minutos al día (o más) que se dirijan a intentar alguna o todas las técnicas anteriores. Espero que encuentres las mencionadas técnicas tan restaurativas como yo lo hice.

Capítulo 21 –

Los 12 Principios Básicos

* * *

La diferencia entre lo imposible y lo posible yace dentro de la determinación de la persona – Tommy Lasorda

Como con cualquier otra nueva rutina, puede ser un reto el empezarla. Se dice que hacen falta 21 días para que un nuevo hábito se forme, así que deberías esperar que al aplicar las nuevas ideas y los 12 principios básicos para curar la endometriosis de forma natural, te tomará al menos un tiempo. Puede llevar más tiempo formar una rutina dependiendo de tus niveles de compromiso y de recursos económicos. Curar la endometriosis de forma natural no es un 'remedio rápido', recuerda, sino un cambio permanente en el estilo de vida.

Me llevó 16 semanas ver y sentir la diferencia. Algunas personas consiguen aliviarse más rápido, para otras, toma algo más de tiempo. La clave está en no rendirse nunca. Los principios requieren tiempo para ser implementados. Algunas veces, puede ser un ajuste mental en los sistemas de creencias, ya que nos mantenemos reacias a 'abandonar' un producto de comida que nos está enfermando. Puede que hayan algunas creencias que cuestionen quién es responsable de tu cuerpo. Al final, somos responsables de nuestros propios cuerpos ya que somos los que tenemos que vivir en ellos, después de que los médicos hayan terminado de 'jugar' con ellos. Quizás quieras pararte y preguntarte a ti misma, que si el cuerpo siempre desea curarse a sí mismo, entonces qué es lo que le previene hacerlo, y acto seguido ponerte tu sombrero de detective.

Es hora de dejar atrás lo que te retiene, reclama tu propio poder y sigue tus instintos para salir del dolor.

Entra en el camino de la curación, ponte bien y sal del dolor.

Estos nuevos hábitos marcarán la diferencia para ti de permanecer en el dolor, con una bolsa de agua caliente pegada al abdomen para el resto de tu vida, o de librarte y seguir adelante. La meta es hacer que vivas la vida que mereces vivir; libre de dolor y cumpliendo el destino por el que fuiste aquí enviada para cumplir. Las que sufren endometriosis merecen ser capaces de disfrutar de veras de sus vidas antes de que su tiempo aquí se agote. Muchas mujeres con endometriosis han pasado sus vidas simplemente sobreviviendo; la hora de partir está a la vuelta de la esquina. Simplemente da el pequeño y primer paso, después el siguiente.

El nivel de dolor y los síntomas de tu cuerpo dependerán de los cambios que necesitas hacer en tu vida. Para que los resultados se vean, se necesita hacer cambios. No esperes que la salud 'te llueva' encima como por arte de magia.

Para ver resultados, necesitas pasar a la ACCIÓN

Cuando te comprometas a seguir estas rutinas, cosecharás los beneficios. Estas nuevas rutinas han cambiado mi vida. Sí, tuve que hacer cambios. Sí, hubieron tiempos duros. PERO amo estar libre de dolor y no tener ni dolor pélvico ni síntomas de endometriosis. Los cambios han merecido la pena y los baches en la carretera que tuve que atravesar me llevaron a donde estoy ahora. Me tomó 14 años de investigación extensiva y de experimentación para aprender los principios contenidos en este libro. Ahora tienes en tus manos todo lo que he aprendido para tomar el control de tu cuerpo y tu vida.

Sé que puedes sentirte algo frustrada o cuestionada y que quizás a veces incluso puedas 'caerte del vagón'. Como cuando te caes de un caballo o de una bici, simplemente vuelve a subir (sin destrozarte a ti misma haciéndolo) y sigue adelante.

Te animo a que te propongas metas realísticas y que te permitas un 'lujo' de vez en cuando. Cuando tienes tu 'lujo', permítete una de tus comidas favoritas como regalo a ti misma; puede ser todo desde una barra de chocolate a un paquete de palomitas (asegurándote de que NO hay trigo en ellas, claro). Asumiendo que has cumplido tus metas intermedias, aunque sea algo como reemplazar tus polvos de limpieza tóxicos por coco orgánico no tóxico en polvo, por ejemplo, permítete tener un 'lujo' para premiarte, sin culpa. Nunca te niegues cualquier tipo de comida que puedas sentir que deseas mucho. Simplemente negocia contigo misma, márcate una meta, consíguela y entonces prémiate. Esta filosofía ha obrado maravillas por mí y para mis hijos. Entonces, después nota cómo tu cuerpo se siente al darse ese lujo y súbete de nuevo al vagón. Recuerda, quieres dejar el dolor atrás, así que comprométete de nuevo contigo misma, y sigue comprometiéndote, a volver al camino de la curación y a un cuerpo libre de dolor.

Como atravesar las capas de una cebolla, los principios del libro Curación de la Endometriosis de Forma Natural tratan sobre ayudarte a identificar cuáles, de las muchas causas, están incrementando la inflamación y el dolor. Espera convertirte en bastante adepta en establecer, descubrir y desplegar las fuentes que están causándote dolor. Es hora de volver a tomar el control y la responsabilidad por tu cuerpo, y por tu vida.

Aquí están los 12 principios básicos:

1) Test para desequilibrios hormonales, nutricionales y estomacales

Si tienes los recursos económicos suficientes, considera conseguir un test de saliva para el estradiol, la progesterona y la cortisona, junto con análisis de cabello para deficiencias nutritivas. Pídele a tu médico un test de vitamina B12 y ferritina en hierro en los niveles de sangre. Considera hacer el test casero para la acidez estomacal usando el test de bicarbonato de sodio y realizar un análisis de cabello.

2) Evita Todos los Productos con Trigo

Si sólo puedes intentar una cosa de las que se mencionan en este libro, asegúrate de que sea el eliminar el trigo de tu dieta durante un mínimo de 3 meses. ¿Sabías que el 83% de las mujeres con endometriosis también tienen intolerancia al trigo, en vez de problemas con el gluten? Busca los alimentos que puedan contener posible trigo oculto, que en la etiqueta se puede llamar: dextrina, almidón modificado, malto dextrina, MSG-monosodio, glutamato, malta, germen de harina, harina espelta, aceite de germen de trigo, pectina de trigo, sirope de glucosa de trigo, espesamiento, cuscús, sémola, relleno de cereal, galletas, salvado de trigo, salsa de soya y cervezas.

3) Eres Lo Que Comes

Comer frutas y vegetales saludables, frescos, carne alimentada de césped, sin hormonas, de granja y pescado, es esencial y más detalles sobre la dieta serán expuestos. Prueba la leche de cabra o la leche de coco como una alternativa a la de vaca. El pescado fresco, no de una piscifactoría, el pescado congelado del supermercado es económico, fácil de guardar en volumen y súper fácil de cocinar. Mi comida favorita es cocinar pescado descongelado con aceite de coco y algo de ajo y hierbas; es realmente delicioso.

Las nueces y las semillas son fuentes excelentes de proteínas, como lo son las judías verdes (o ejotes) y las legumbres. Algunas mujeres hacen bien al excluirlo diariamente de sus dietas, mientras que otras están bien consumiéndolo. Tómate tu tiempo para establecerte si tu cuerpo está teniendo reacción a alguna comida, para esto, lleva un diario de alimentos. Lleva un registro de lo que comes y de cómo te sientes, así como cualquier reacción física tras haberlo comido.

4) Test de Acidez de Estómago

Recuerda realizar un test para ver si tienes suficiente ácido clorhídrico en tu estómago mediante la realización del simple test casero de bicarbonato de sodio. Toma enzimas digestivas de calidad con cada comida. Puedes comer todos los mejores alimentos en el mundo, pero si eres incapaz de romperlos y digerir lo que comes, todo será en vano. Absorber por completo la comida y la eliminación de deshechos de forma regular también se cubrirá en capítulos posteriores. Para rellenar las bacterias 'buenas' de tus intestinos quizás quieras considerar tomar un suplemento acidophilus. Los nutrientes de tu alimento son absorbidos por tu intestino delgado a través del desplazamiento a tu torrente sanguíneo. Sin embargo, si el cuerpo está en un estado constante de estrés (en el modo 'huida o lucha') el tracto digestivo deja de funcionar. La comida que se consuma quizás no sea descompuesta correctamente ya que los jugos digestivos que se producen en el estómago, llamados ácido clorhídrico, no puedan estar presentes para hacerlo. Esto significa que las piezas de alimentos sin digerir y que no están rotas pueden entrar en tu tracto intestinal, causando irritación e inflamación como el síndrome del intestino irritable (IBS).

5) Incrementa la Ingesta de Proteína

Si el dolor ha mitigado tu apetito y estás luchando por comer alimentos sólidos, es esencial que 'bebas' tus nutrientes y calorías diarias. Si no estás consumiendo al menos 1.500 o 2.000 calorías por día, te sentirás débil y lucharás por hacer incluso las tareas más básicas. Tus órganos requieren nutrición y combustible para llevar a cabo las funciones del cuerpo más básicas. Recuerda que es mejor evitar los productos sintéticos como el Quorn, ya que es un hongo comestible, y el tofu está hecho a partir de soya.

Incrementa tu consumo de proteína al menos un mínimo de 30 gramos al día, y apunta a tomar un batido de proteína cada mañana. En una hora después de levantarte, hazte un batido de proteína que consista en una jarra de agua/zumo o leche de coco, con dos cucharadas soperas de proteína orgánica en polvo de arroz o guisantes (asegúrate de que no esté genéticamente modificada), machaca dos tabletas multivitamínicas y minerales (como Solgar) o utiliza los polvos, y 'Macro Verdes'. Una cucharada sopera llena de Macro Verdes es el equivalente a cinco piezas de fruta y vegetales al día. Quizás también quieras invertir en un exprimidor para empezar a hacer zumos de frutas y vegetales orgánicos.

6) Corrige las Deficiencias Nutricionales

Toma una buena tableta multivitamínica mineral cada día. Los fuertes y prolongados sangrados y coágulos pueden hacer que muchas mujeres con endometriosis sufran de una deficiencia de hierro. Pídele a tu médico que revise tus niveles de ferritina en hierro y dependiendo de los resultados, corrige los desequilibrios nutricionales.

7) Elimina las Toxinas y los Imitadores del Estrógeno

Cambia todos los plásticos por la cerámica y el cristal. Deja de cocinar comida precocida y de usar el microondas, y empieza a cocinar en la estufa utilizando la cerámica. Cambia el pelo, el maquillaje y los productos personales y del hogar que contienen químicos, parabienes o SLS. Cambia los polvos de limpieza en seco llenos de químicos por productos derivados del coco, pero revisa también las etiquetas en busca de cualquier químico no deseado. Mantente alerta de la laca de uñas y el tinte de pelo, ya que son particularmente tóxicos. Pela todas las frutas y vegetales que no sean orgánicos. Descontinua el uso de todos los fármacos químicos y sintéticos, incluyendo los analgésicos si es posible.

8) Crema de Progesterona Natural

Considera adquirir un test de saliva para la progesterona y el estradiol. Supleméntalo con crema de progesterona biodientica para corregir las deficiencias en progesterona y los desequilibrios hormonales. Revisa los ingredientes mientras buscas un producto libre de SLS y parabienes; y ve a lo orgánico si es posible.

9) Inhibidores Naturales de Aromatasa

Ayuda a los mecanismos naturales de curación que tiene tu cuerpo para metabolizar el exceso de estrógeno usando suplementos de inhibidores naturales de aromatasa, como DIM, Myomin, Pycnegol o I3C.

10) Terapia Enzimática Sistémica

Usa suplementos de enzimas naturales como el bien estudiado Serrapeptase o Nattokinase, que tienen efectos antiinflamatorios y ayudan a disolver, reducir y prevenir los coágulos de sangre, las adherencias y los quistes. Usa enzimas digestivas con cada comida para asegurar que recibes el máximo beneficio nutricional de ellas.

11) Hazte Amiga de Tu Cuerpo

Estás empezando un viaje de descubrimiento acerca de ti misma y de amistad con tu cuerpo. Aprenderás cómo escuchar a tu cuerpo y cómo interpretar las señales y los mensajes que te está transmitiendo. Hasta ahora, tu cuerpo quizás sólo ha sido un 'recipiente' para transportar tu cabeza por ahí. Quizás hayas incluso odiado tu cuerpo por causarte tanto dolor y sufrimiento. Empieza por darte cuenta de las personas en tu vida que se llevan tu energía, que son neutrales o que dan energía. Te podría sorprender de lo que notes – pero no te sientas culpable, cualquiera que sea el descubrimiento, incluso si es un familiar o una amiga cercana, simplemente date cuenta de ello. Escucha a tu 'presentimiento' e instinto, pues tu cuerpo siempre está tratando de comunicarse contigo. Escuchar a tu cuerpo puede llenarte de poder mientras progresas a través de los principios. El fortalecimiento de esta relación con tu cuerpo será el centro de atención durante los siguientes meses.

12) Diario

Mientras te recuperas de la endometriosis quizás quieras empezar a reexaminar algunas partes de tu vida. Una excelente manera de hacerlo es incrementar tu consciencia sobre lo que funciona y lo que no, y escribir una entrada de diario cada día. En el libro de Julia Cameron, 'El Camino del Artista', ella se refiere al proceso de documentarte como 'Las Páginas Mañaneras'. Es un modo de registrar tus pensamientos, sentimientos, autocompasión, ansiedades, miedos y esperanzas; realmente, lo que venga a la mente. No hay un modo incorrecto de escribir tu diario, pero yo recomendaría que lo hicieses al menos por un periodo de 12 semanas. Cada mañana después de despertarte, tómate 20 o 30 minutos para escribir las primeras cosas que te vienen a la mente, por tres caras; no te preocupes si todo lo que escribes es '¡No sé qué escribir!''. Algunas mañanas, incluso sin siquiera haber dormido, escribía de todas formas. Escribía cuando me sentía triste, depresiva, con ansiedad o simplemente llena de todo eso. Escribía incluso si todo lo que sentía era negativo. Sin embargo, te sorprenderá cómo te sientes DESPUÉS de escribir todo lo que te esté pasando por la cabeza. Una palabra de precaución: mantén esas palabras en privado, sólo para ti, por ahora. Esto es sobre ti y sólo tú. Estás escribiendo un diario para registrar tu progreso, escuchar tu voz interior y vigilar las reducciones en el dolor y/o los síntomas.

Si no sientes que el escribir sobre papel es seguro o lo suficientemente privado, hay algunas excelentes Apps online. El diario era y todavía es todavía para mí un gran modo de ver y marcar mi progreso. Entiendo que quizás puedas pensar que nunca te olvidarías de este periodo en tu vida; todo el dolor y el sufrimiento que estás soportando, pero lo harás - ¡porque yo lo hice! Fue sólo entonces, cuando volví y leí de nuevo mis viejos diarios, que me di cuenta del progreso que había hecho y en cuánto dolor me encontraba en esos años – pero también lo maravilloso que es estar libre del dolor, ahora.

El diario es un buen modo de escuchar tus sueños para el futuro y lo que está dentro de tu corazón y tu alma. Esa pequeña voz ha sido ahogada en el dolor, la preocupación constante, todas las ocupaciones, el pensar en los demás y la ansiedad de fondo; ahora es el momento de pensar acerca de ti misma y de tu futuro.

Capítulo 22 –

Comienza tu Viaje a la Curación

* * *

No tengas miedo de dar un gran paso si así se indica; no puedes cruzar un abismo con dos pequeños saltos – David Lloyd George

De todo este bombardeo de información,

puedo decir de forma segura que todas las que sufren de endometriosis deberían tratarlo como si fuese fuego. El fuego se mantiene vivo mientras haya algo que quemar y oxígeno que respirar. Elimina una de esos dos elementos y el fuego se irá. De la misma manera, siempre deberíamos eliminar los elementos de los que se alimenta la endometriosis. Al hacerlo, la estamos privando de su fuente de vida y eventualmente morirá. Como el fuego.

Ahora, sabemos que la endometriosis es causada por un crecimiento anormal de su tejido fuera del útero, en vez de mantenerse adentro, donde normalmente debería hacerlo. Los expertos médicos no han determinado del todo por qué pasa esto y qué es lo que causa que el tejido viaje fuera de su entorno natural.

Los principios tras Cura la Endometriosis de Forma Natural se basan en dirigirse a la endometriosis a un nivel celular, de raíz. La medicina convencional pasa por alto muchas etapas de la endometriosis e intenta manejar los síntomas en lugar de identificar y eliminar las causas subyacentes. Las rutas de cirugía médica meramente te mantienen en un crónico ciclo de dolor deteriorante y debilitante, cambios hormonales, interrupción de enzimas y malfuncionamiento de órganos. El proceso de Curación de la Endometriosis de Forma Natural detiene la infertilidad, elimina el dolor, restaura la energía y repara el daño que se le ha causado a tu cuerpo mediante el proceso médico.

Sabemos que la endometriosis es una condición donde predomina el estrógeno. Una condición donde el cuerpo de una mujer debe mantener la progesterona y el estrógeno en una tasa normal de 30 a 1.

Por lo tanto, ¿cómo evitamos este desequilibrio hormonal? Obviamente, necesitamos prevenir que los niveles de estrógeno vayan hacia arriba. El primero paso a dar es estar muy atento a tu entorno. Como hemos discutido en capítulos anteriores, el estrógeno puede encontrarse en casi cualquier cosa desde los plásticos hasta cosméticos y comida, y muchos más. Comprueba todas las cosas que tienes en casa. Echa un vistazo a los ingredientes y a los cosméticos, agentes para la limpieza del baño y los alimentos diarios. Si hay ingredientes que te sean extraños o no puedes pronunciar sus nombres, es probable que sean perjudiciales para ti, y peor, pueden contener imitadores de estrógeno. Descarta esas cosas de inmediato, si la economía lo permite, para evitar futuras contaminaciones. Empaqueta todos los objetos que no puedes consumir en una caja y dónalos a la caridad o una amiga. Si no puedes permitirte el remplazarlos de forma inmediata, entonces hazlo cuando puedas, pero investiga las alternativas de antemano.

He mencionado que el estrógeno también está presente en los alimentos que comemos. Esta hormona se encuentra mayormente en la comida procesada, desde los vegetales hasta las fábricas de grano, fumigados con pesticidas, pasando por el ganado fuertemente inducido con hormonas de crecimiento. Por lo tanto, cuando vayas a comprar comida, asegúrate de comprar sólo las frutas más frescas, vegetales, pescado y carne. Para la carne, trata de investigar si la fuente es salvaje, de granja, sin hormonas y alimentada con hierba. En el Reino Unido hay muchas compañías online que proveen alimentos maravillosos sin procesar, orgánicos, sin hormonas y te lo traen directamente a tu puerta. Muchos también están a precios sorprendentemente bajos.

Si decides que ya basta y que te vas a comprometer a salir del dolor, desde este punto, necesitas disciplinarte a ti misma a tener paciencia para preparar tus alimentos. Si eres una persona ajetreada y tu trabajo demanda la mayor parte de tu tiempo durante el día, entonces necesitas visualizar un plan de manejo del tiempo para incluir la preparación de comida en tu horario diario. Tómate tiempo de pensar por antemano lo que vas a comer. Aquí es donde yo caí al principio y lo hacía más difícil para mí misma, por no planearlo con la suficiente antelación. Ya que no estás comprando nada más que comida fresca, estas necesitan ser preparadas y cocinadas cuanto antes posible para evitar que se deterioren. Toma ventaja de las compañías online, que te traerán una caja llena de ingredientes orgánicos y frescos, ya preparados y convertidos en una sana y deliciosa comida.

Consiéntete a ti misma con dietas ricas en proteína. Recuerda que si estás padeciendo tanto dolor y si estás luchando para comer alimentos sólidos, debes hacerte tu batido de proteínas para la endometriosis cada mañana para ayudar a tu cuerpo en su curación. Amplias concentraciones de proteína en nuestro cuerpo mantienen los órganos internos saludables. Una vez que consigamos esa adecuada salud y el equilibrio de los alimentos que ingerimos, hacemos a nuestro hígado feliz. Además, si nuestro hígado funciona adecuadamente, no nos preocuparemos más de que los niveles de estrógenos suban.

Necesitamos mantener nuestros cuerpos activos pero sólo si somos capaces. Deberías intentar y encontrar tiempo para participar en alguna actividad física, incluso si sólo es un pequeño paseo o sentarse fuera durante 20 minutos al día. Cuando te encuentras libre de dolor, el yoga, pilates o nadar son unas formas suaves y que apoyan al fortalecimiento de tu cuerpo.

Para algunas de nosotras, la idea de hacer un cambio puede parecer una ardua y desalentadora tarea. Cuando estamos en un constante, persistente y crónico dolor, incluso en los niveles más bajos, puede hacer difícil funcionar en el día a día, sin mencionar el pensar qué comer, salir a comprarlo y después cocinarlo. Si te encuentras en un gran dolor y no tienes apetito, te animo a, que al menos, tomes un batido de proteínas cada día, como mencionamos previamente. Te asombraría cómo incluso un pequeño cambio puede marcar una gran diferencia.

Ahora te tendrás que comprométete a hacer un cambio completo en tu estilo de vida. Ve y compra las cosas que sean 'verdes', libres de parabienes, libres de SLS, orgánicas o hechas a partir de ingredientes orgánicos. Hay alternativas naturales a los cosméticos, también. Por lo que respecta a los productos de limpieza, hay muchas alternativas para hacerlo tú misma, utilizando sólo ingredientes naturales. Internet está repleto de maravillosas sugerencias.

Nuestro cuerpo no es una entidad separada de nuestras mentes, estamos interconectados con nuestro entorno tóxico y con los contaminantes. Igual que una gota de agua es parte de un sistema climático, la endometriosis es parte de un cuadro mucho mayor.

Lo que estamos tratando de hacer aquí es tomar pequeños pasos y hacer pequeños cambios, uno a uno.

Del mismo modo, puede parecer realmente tentador precipitarse con un gran entusiasmo, desear hacer todo y cambiar inmediatamente. Por favor, tampoco hagas eso. Todo lo que pasará es que te abrumarás, te confundirás o te frustrarás y terminarás exhausta. Estás en esto durante las próximas 12 semanas y con un poco de suerte, más allá, así que ve a tu ritmo por el largo recorrido y date metas realistas.

Muchas veces, descendí por un camino de tratamientos a 100 kilómetros por hora como si fuese el viejo personaje de dibujos animados, el 'Correcaminos', estallando de entusiasmo, preparada para abrazar mi nuevo hallazgo. Tras un corto periodo me quedé atascada, golpeé la pared, me quemé a mí misma y perdí el rumbo. De aquí mi dicho 'Lo Lento es Rápido'. Aprendí a integrar los nuevos principios y las ideas lentamente, pero aún más importante, a reestablecer el EQUILIBRIO en todas las partes de mi cuerpo y de mi vida. Mi vida estaba desequilibrada, como mis niveles de estrógeno y progesterona, cuando estaba en un dolor crónico. El equilibrio es una cosa muy delicada y es diferente para todas.

Hace cinco años, me encontraba en una situación muy dolorosa y angustiosa. Naturalmente, yo, como la mayoría de las mujeres, deseaba que una varita mágica viniese y me diese un 'remedio rápido' instantáneamente. Sin embargo, la vida no funciona así. Aprendí que me llevó un largo tiempo estar en la condición en la que estaba y que me llevaría algo más de tiempo devolver el equilibrio a mi cuerpo. También aprendí que cuando intentaba apresurar el cambio, terminaba llevándome más tiempo. ¡La consistencia y la persistencia son la clave!

Cada mujer es única y diferente, cada viaje hacia el tratamiento será personal e individual para cada mujer. No obstante, hay algunas semejanzas y partes que podemos valorar para ayudarnos a empezar, en continuar y finalmente, a salir del dolor; de forma natural.

Lleva tiempo ver los resultados. Cuando me preguntan "Wendy, ¿cuánto tiempo puede pasar hasta que empiece a ver resultados?" mi respuesta es siempre la misma. Lo que funcionó para mí fue un 50% de reducción de dolor en cuatro semanas. Entonces, continuar siguiendo los principios, resultó en la eliminación total del dolor en 12 semanas. Pero todo el mundo es diferente, así que lo que funciona para una mujer, puede no funcionar para otra. Tienes los 12 principios básicos y el mapa, ahora. Sigue en la carretera, aplica los principios básicos y nunca, jamás, te rindas.

Te estarás convirtiendo en tu propia detective de tu cuerpo, aprendiendo a escuchar y a notar cómo tu cuerpo responde a los principios. Aprenderás a hacer ajustes o dar el siguiente paso cuando tu cuerpo esté listo.

Pero más importante, sé amable, compasiva y gentil contigo misma; el dolor de la endometriosis ya te ha golpeado bastante…

Y como Winston Churchill, tan elocuentemente dijo -

"Nunca, jamás, jamás, jamás, jamás, jamás, jamás, te rindas."
<u>Nunca</u> te rindas.

- *Winston Churchill*

Capítulo 23 –

Apoyo

* * *

El destino no es una cuestión de azar; es una cuestión de elección.
No es algo que deba ser esperado, sino algo que debe ser logrado
- William Jennings Bryan

E l apoyo está disponible en muchas formas, en

caso de que te estanques o sientas que necesitas un empuje moral; pero por favor, sin importar lo que hagas, NUNCA pierdas la esperanza. Únete a un grupo online o a un foro para reafirmarte a ti misma que no estás sola, idealmente unos que apoyen un enfoque natural a la curación.

Espera estar frustrada, impaciente y a veces pasar por una serie de reveses. Eso es normal. Pero no pierdas la esperanza, vuelve de nuevo al camino, comprométete contigo misma nuevamente y sigue hacia adelante. Ten fue en que tu cuerpo se quiere curar a sí mismo y que tienes el poder de lograr eso.

Si te topas con un periodo en el que no progresas, vuelve al paso número uno y vuelve a leer la información en este libro. ¿Qué has obviado o perdido? ¿Qué se ha 'atascado' de nuevo en tu dieta, productos del hogar, personales o en tu rutina, de lo que no te has dado cuenta? ¿Estás tomando los suplementos adecuados, comiendo la suficiente proteína o te has hecho un test hormonal? ¿Has probado la crema de progesterona natural, la terapia enzimática sistémica o los inhibidores naturales de aromatasa? Verifica qué es lo que funciona para ti, sigue escuchando a tu cuerpo y guarda un registro de tu progreso en tu diario.

Un día me gustaría escuchar y leer acerca de tu viaje hacia un cuerpo libre de dolor y a curar tu endometriosis de forma natural. Tu viaje, tu supervivencia y tu lucha contra el dolor hasta la prosperidad, y escuchar acerca de tu éxito. Entonces quizás, trabajando conmigo logremos propagar la palabra, educar, facultar e inspirar a otras mujeres a curar su endometriosis de forma natural.

Si necesitas más apoyo y consejo en privado, por favor contáctame a Wendy@HealEndometriosisNaturally.com.

No estás sola, existen recursos, webinars y formaciones disponibles online en Https://HealEndometriosisNaturally.Com

Te mando todo mi amor sanador y abrazos,

Wendy

En Definitiva

* * *

Las oportunidades suelen estar disfrazadas de trabajo duro, así que la mayor parte de las personas no las reconocen – Ann Landers

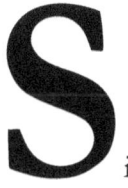iete Pasos Y Principios Básicos

Paso 1	Alimentos Nutritivos y Batidos de Proteína
Paso 2	Suplementos Nutricionales
Paso 3	Eliminación de Toxinas y Xenoestrógenos
Paso 4	Terapia de Aromatasa
Paso 5	Terapia Hormonal
Paso 6	Terapia Enzimática Sistémica
Paso 7	Terapia y Libertad Emocional

NO TRIGO, NO TRIGO, NO TRIGO, NO TRIGO, *absolutamente* NO TRIGO

NO Soya

NO QUORN

NO CAFÉ

SUSPENDER – DIU/BOBINAS

SUSPENDER – PÍLDORAS ANTICONCEPTIVAS

SUSPENDER – USAR EL MICROONDAS

SUSPENDER – USAR RECIPIENTES DE PLÁSTICO y TETERAS

SUSPENDER – MEDICAMENTOS y FÁRMACOS

SUSPENDER – ANALGÉSICOS (de ser posible)

TEST – TEST HORMONAL

TEST – DEFICIENCIA NUTRITIVA/B12/ FERRITINA

TEST – DIGESTIÓN Test de Acidez Estomacal de Betaina

TEST – FUNCIONAMIENTO DEL HÍGADO

TEST – CORTISOL DE ESTRÉS

CAMBIA – PRODUCTOS PERSONALES TÓXICOS

CAMBIA – PRODUCTOS DEL HOGAR TÓXICOS

CAMBIA – POLVOS DE LIMPIEZA EN SECO TÓXICOS

COME – MÍNIMO 30mg DE PROTEÍNA AL DÍA

TOMA – BATIDO DE PROTEÍNAS PARA LA ENDOMETRIOSIS

COME – ALIMENTOS ORGÁNICOS DE GRANJA

COME – DIETA DE LA MUJER DE LAS CAVERNAS

INTRODUCE – SUPLEMENTOS NUTRITIVOS

INTRODUCE – INHIBIDORES NATURALES DE AROMATASA

INTRODUCE – PROGESTERONA NATURAL BIOIDÉNTICA

INTRODUCE – TERAPIA ENZIMÁTICA SISTÉMICA

INTRODUCE – APOYO EMOCIONAL

Identifica -	Personas y Relaciones Tóxicas
Identifica -	Personas y Actividades; ¿Quienes - 'Dan' Energía, 'Quitan' Energía, o tienen Energía 'Neutra'?

Empieza –	MEDITACIÓN MINDFULNESS
Empieza –	Ejercicios de Relajación

Empieza –   Un Diario y Escribir Diariamente

Prueba -   Yoga

Prueba -   Ejercicios de Respiración

Alternativas de Comidas

* * *

Somos lo que hacemos día a día. La excelencia, pues, no es un acto, sino un hábito — Aristóteles

Existen maravillosos libros de cocina que contienen recetas libres de trigo y de gluten, gratuitos, pero el tema principal que buscamos seguir es 'lo fresco es mejor'. Experimenta con ingredientes básicos como los huevos de granja orgánicos y sé creativa haciendo tortillas o tortitas, añadiendo incluso huevo duro. Los huevos son muy económicos y están llenos de valores nutritivos. Aquí te dejo otras ideas para empezar.

Opciones para el Desayuno
Cereales de arroz u otro sin gluten, con leche de cabra y arándanos u otra fruta fresca.

Huevos estrellados, tomate picado y queso fundido.

Crema de arroz con almendra molida y leche de coco o de cabra.

Waffle con mantequilla y miel de agar.

Tortilla con cebolla, pimientos y tomates.

Avena cocida con fruta o miel o agar o de arroz.

Requesón y fruta.

Tortitas caseras sin gluten ni trigo con miel de agar o de arroz.

Yogurt sin lácteos (como el deCoco) con una capa de frutos rojos.

Queso de Ricotta mezclado y con capas de frutos rojos.

Huevos duros mezclados con mayonesa, servidos en una tostada, todo libre de gluten y de trigo.

Bacon / tocino (de granja y sin hormonas).

Salchichas (de granja, sin hormonas ni trigo).

Fruta congelada u orgánica.

Opciones para la Comida
Rodajas de pavo con lechuga, tomate, mayonesa o tortilla con zanahorias pequeñas.

Pollo asado mezclado con verdes, con pimiento rojo y rodajas de tomate, brócoli y garbanzos, servido con aceite y vinagre o con aliño de ensalada libre de trigo.

Tostada libre de trigo con atún, mayonesa, cebolla cortada, tomate a rodajas, lechuga rallada y pepino a rodajas.

Salmón asado o atún, servido mezclado con verdes y zanahoria rallada, tomate a rodajas y pepino. Sírvelo con aceite y vinagre o tu aliño favorito que no contenga trigo, usa hierbas aromáticas y gajos de limón.

Pollo asado, salmón o atún, con lechuga rallada, tomates cortados, zanahorias pequeñas y pastel de arroz.

Jamón libre de gluten en una tostada libre de trigo con mostaza y ensalada de col.

Requesón con fruta mezclada.

Pollo asado, chuletas marinadas en ajo, aceite y limón, servidas junto a una ensalada, con aliño César libre de trigo, queso parmesano y hierbas aromáticas.

Hamburguesa de solomillo asada a la parrilla con lechuga, tomate, cebolla cortada, kétchup y si es posible, sírvelo junto a una ensalada con aceite y vinagre libres de trigo.

Pollo asado marinado con ajo, orégano, aceite, sal, pimienta y una patata (papa) dulce, mantequilla y vegetales variados.

Ensalada de pollo hecha de pollo cocinado, mayonesa, cebollas, nueces y uvas, mezclándolo en una ensalada.

Setas asadas marinadas en ajo y aceite, servidas con una ensalada verde.

Opciones para la Cena
Salmón horneado con mostaza y miel, servido con arroz marrón y judías (ejotes) verdes al vapor.

Huevos duros, cortados, con judías (ejotes) verdes al vapor, espinacas, pepino, tomate y garbanzos, con aceite y vinagre o con un aliño sin gluten.

Chuleta de pollo asado marinada en ajo, aceite y polvo de cebolla, servido con arroz marrón cocinado, brócoli al vapor y verdes mezclados con aceite y vinagre o aliño sin gluten.

Frijoles cocinados y arroz marrón añadidos a cebollas cortadas, salteadas en aceite de oliva con ajo, tomate a rodajas, pimiento rojo a rodajas o pimiento picante para añadirle sabor, servido con una ensalada verde y un aliño libre de trigo.

Churrascos a la parrilla con ajo, polvo de cebolla y un poco de sal, servido con coliflor al vapor y una patata (papa) medio horneada con mantequilla.

Lenguado horneado con rodajas de cebolla, tomates, cilantro, ajo y polvo de cebolla, servido con espinaca al vapor, arroz y una mezcla de ensalada verde con tomate cortado, pepino, aceite, vinagre o aliño libre de trigo.

Lomo de cerdo cortado en trozos de dos pulgadas, puestos en una brocheta con trozos de piña, tomates cherry marinados en un aliño libre de trigo, asados y servidos con brócoli al vapor y mantequilla o margarina con un poco de sal.

Pollo tostado con zanahorias, patatas (papas) y cebollas, sazonado con ajo, cebolla en polvo, sal, pimienta y hierbas Italianas.

Pollo asado o cocinado, gambas (camarones)o ternera, puestos en una cacerola y coronado con salsa de tomate, mozarella, queso parmesano, servido con pasta sin gluten.

Gambas (Camarones) asadas junto a una ensalada de patatas (papas) y tu aliño favorito libre de trigo.

Hamburguesa, pavo o cebolla y una rodaja de tomate, horneada con patatas (papas)fritas y judías (ejotes) verdes.

Pizza congelada libre de trigo horneada y servida con una mezcla de ensalada verde y aliño libre de trigo.

Opciones para Picar
Fruta orgánica, fruta enlatada en su propio jugo, yogurt libre de lácteos, (como el de Coco), zanahorias orgánicas con humus, queso en tiras con frutos secos, tartas de arroz, galletas de avena, nueces y frutos secos.

Ingredientes que Evitar
Trigo, Atta, Kamut, Bulgur, Matzoh, Cuscús, Almidón de Trigo Modificado, Dinkel (también conocido como espelta), Seitan, Sémola de Trigo, Espelta de Eikorn, Emmer, Harina Triticale, Farro o Faro, Salvado de Trigo, Harina de Trigo, Germen del Trigo, Proteína del Trigo Hidrolizada, Almidón de Trigo.

Xenoestrógenos

* * *

Hazlo ahora – Napoleon Hill

Guías para reducir tu exposición a los Xenoestrógenos:
* Evita todos los pesticidas, herbicidas y fungicidas.
* Elige alimentos orgánicos, que crece localmente y en su temporada.
* Pela todos los vegetales y las frutas no orgánicas.
* Compra carne libre de hormonas y de productos lácteos para evitar las hormonas y los pesticidas.

Plásticos:
* Reduce el uso de plásticos
* No pongas comida en el microondas con recipientes de plástico, sino de vidrio.
* No uses el rollo de plástico para envolver la comida para guardarla o meterla en el microondas.
* Usa el cristal o la cerámica cuando sea posible para almacenar o cocinar la comida.
* No dejes los recipientes de plástico o el agua embotellada bajo el sol.
* Tira una botella de agua si ha sido calentada.

Productos del Hogar:
* Usa productos para la limpieza del hogar sin químicos, biodegradables y basados en coco.
* Elige los productos libre de cloro y productos de papel sin decolorar (tampones, toallas menstruales, papel del lavabo, toallas de papel y filtros de café).
* Utiliza un filtro Britax, o un filtro para el cloro en el mango de la ducha y en el agua de casa.

Productos de Salud y Belleza:
* Evita las cremas y los cosméticos que llevan parabienes, SLS y stearalkonium chloride.
* Reduce tu exposición a la laca de uñas y los quitaesmaltes.

- Reduce el uso de perfumes y usa fragancias naturales como los aceites esenciales.
- Usa pasta de dientes sin químicos, parabienes, sin jabón SLS y sin flúor.
- Lee las etiquetas de los preservativos y de los geles de diafragma.

Algunos de los químicos mencionados que son xenoestrógenos.
- Productos para el cuidado de la piel - 4-Methylbenzylidene camphor (4-MBC)
- Lociones para el sol - Benzophenone
- Cremas faciales y de cuerpo – Parabienes llamados methilparaben, ethylparaben, propylparaben y butylparaben que usadas comúnmente como conservante.

Productos y plásticos industriales:
- Bisphenol A (monómero para el plástico de policarbonato y la resina epoxi; antioxidante para plastificantes)
- Phthalates (plastificantes)
- DEHP (plastificante para el PVC)
- Bifenilos policlorados (PBDEs) (retardantes de calor usados en plásticos, espumas, materiales de construcción, electrónica, muebles y vehículos de motor).
- Bifenilos policlorados (PCBs)

Comida:
- Erythrosine / FD&C Red No. 3
- Phenosulfothiazine (un tinte rojo)
- Butylated hydroxyanisole / BHA (conservante)

Materias de Construcción:
- Pentachlorophenol (conservante general de biocidas y madera)
- Polychlorinated biphenyls / PCBs (en aceites eléctricos, lubricantes, adhesivos y pinturas).

Insecticidas:
- Atrazine (herbicida)
- DDT (insecticida, ilegalizado)
- TCDD (2,3,7,8-Tetrachlorodibenzo-p-dioxin)
- Dichlorodiphenyldichloroethylene (uno de los productos de los que se compone el DDT)

- Dieldrin (insecticida)
- Endosulfan (insecticida)
- Heptachlor (insecticida)
- Lindane / hexachlorocyclohexane (insecticida, utilizado para el tratamiento de los piojos y la sarna)
- Methoxychlor (insecticida)
- Fenthion
- Nonylphenol and derivatives (surfactants industrials; emulsificadores para la emulsion de polimerización; detergents de laboratorio y pesticidas).

Bebidas:
- Evita las bebidas carbonadas o con burbujas.
- El Aspartamo es una sustancia que el cuerpo no puede romper y se queda flotándo dentro de éste.
- Sacarina
- Azúcar
- Café

Otros:
- Propilo galato
- Cloro y productos relacionados con éste
- Ethinylestradiol (pildora anticonceptiva combinada)
- Metalloestrogens (un tipo de xenoestrógenos inorgánicos)
- Alkylphenol (surfactante utilizado en detergentes de limpieza)

Fitoestrógenos:
Los fitoestrógenos son los más estudiado en lo que respecta a los fitoquímicos y son más débiles que las hormonas de estrógeno naturales. Aunque no son tan potentes como otras formas de imitadores del estrógeno, es mejor evitarlos. Alguns fitoestrógenos son:
- Soya
- Trigo
- Café
- Pomegranates
- Granadas

Wendy K Laidlaw

ACERCA DE LA AUTORA

Wendy K Laidlaw vive en Edimburgo, Escocia, con sus dos hijos y un labrador. Wendy es una asesora en salud, terapeuta nutricional, mentora personal certificada y psicoterapeuta dedicada a la endometriosis.

Cura la Endometriosis de Forma Natural

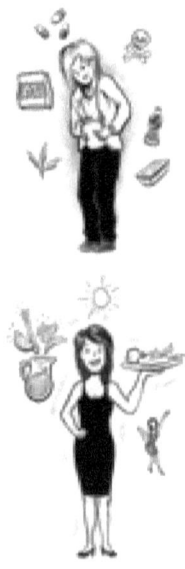